住院医师超声医学PBL教学培训系列教程

先天性心脏病
超声图解100例

总 主 编　姜玉新　何　文　张　波

主　　　编　逄坤静　张玉奇

副 主 编　徐　楠　叶菁菁　朱善良

总 秘 书　席雪华

编　　　者（按姓氏笔画排序）

　　　　　王岳恒　叶菁菁　邢佳怡　朱善良　张　冰

　　　　　张　丽　张玉奇　张佳琦　张晓玲　张婷婷

　　　　　逄坤静　骆志玲　徐　楠　焦盼晴

编写秘书　张　丽

人民卫生出版社

·北 京·

图书在版编目（CIP）数据

先天性心脏病超声图解 100 例 / 逢坤静，张玉奇主编
. —北京：人民卫生出版社，2024.1
住院医师超声医学 PBL 教学培训系列教程
ISBN 978-7-117-35107-2

Ⅰ.①先…　Ⅱ.①逢…②张…　Ⅲ.①先天性心脏病
—超声心动图—图解　Ⅳ.①R541.104-64

中国国家版本馆 CIP 数据核字（2023）第 141797 号

人卫智网	www.ipmph.com	医学教育、学术、考试、健康， 购书智慧智能综合服务平台
人卫官网	www.pmph.com	人卫官方资讯发布平台

先天性心脏病超声图解 100 例

Xiantianxing Xinzangbing Chaosheng Tujie 100 Li

主　　编：逢坤静　张玉奇
出版发行：人民卫生出版社（中继线 010-59780011）
地　　址：北京市朝阳区潘家园南里 19 号
邮　　编：100021
E - mail：pmph @ pmph.com
购书热线：010-59787592　010-59787584　010-65264830
印　　刷：天津市银博印刷集团有限公司
经　　销：新华书店
开　　本：787 × 1092　1/16　印张：13
字　　数：316 千字
版　　次：2024 年 1 月第 1 版
印　　次：2024 年 1 月第 1 次印刷
标准书号：ISBN 978-7-117-35107-2
定　　价：99.00 元

打击盗版举报电话：010-59787491　E-mail：WQ @ pmph.com
质量问题联系电话：010-59787234　E-mail：zhiliang @ pmph.com
数字融合服务电话：4001118166　E-mail：zengzhi @ pmph.com

"人民健康是社会文明进步的基础"。医学生的毕业后教育是整个医学教育体系中一个重要阶段,也是院校基础教育过渡到临床医学教育的桥梁,有助于刚毕业的医学生充实专业知识,加强医学实践,提高独立的临床思维能力和专业技术能力。

2014年6月30日,《关于医教协同深化临床医学人才培养改革的意见》的发布标志着我国临床医学教育发展进入新的历史阶段,意义重大,影响深远。经过多年的努力,目前已基本建成院校教育、毕业后教育、继续教育三阶段有机衔接的中国特色的标准化、规范化临床医学人才培养体系,即以"5+3"为主体的临床医学人才培养体系:5年临床医学本科教育后,再加3年住院医师规范化培训或3年临床医学硕士专业学位研究生教育。

超声医学科住院医师培养的核心是提高住培学员的自我学习能力和超声诊断思维能力,而目前的教学方式为理论授课和临床实践,缺乏激发医学生独立深度思考、解决问题的环节,且评估体系不完善,同时,使用的教材参差不齐,参考书籍深浅不一,无法满足标准化、规范化培养临床医学人才的目的。基于问题学习(PBL)的教学是以问题为学习起点,教师课前提出问题并围绕问题编写教案,学生通过查找资料,以小组协作的方式找到问题的答案,课后及时进行自我评价、小组评价,教师进行分析、总结的方式来进行教学,整个学习过程由学生主导,培养学生自我学习能力和超声诊断思维能力,与传统教学方法相比较,其优势显著。

中日友好医院超声医学科注重住培学员、进修生和研究生的培养,近年来,创新性地引入了有别于传统教学方式的PBL教学模式,取得了较好的效果。经过充分的材料准备和精心策划,科室组织超声领域各个亚专业专家编写了本套教材,共10册,内容包括住院医师超声医学PBL教案及甲状腺疾病、乳腺疾病、妇科疾病、产科疾病、外周血管疾病、胰腺疾病、腹部血管疾病、先天性心脏病、颅内血管疾病的典型病例,集中展示了PBL教学内容中所涉及的常规、典型、疑难、特殊疾病。该套教材的编写目的在于促进PBL教学方法在超声专业领域推广,辅助学生加深对相关专业知识的直观领悟和融会贯通。

感谢中日友好医院超声医学科及参与教材编写的各位专家、教授,感谢各位为超声医学教育所付出的辛勤努力。期待本套教材能够对提高住院医师自我学习能力和超声诊断思维能力起到推进作用,成为住院医师规范化培训过程中行之有效的辅助工具。由于编者经验有限,疏漏在所难免,敬祈各位专家、同行批评指正!

姜玉新　何　文　张　波
2023年1月

前 言

　　本书聚焦于超声心动图诊断最为复杂的一类疾病——先天性心脏病。先天性心脏病病种繁多，每个病种又分为多个亚型，超声诊断医师需要经过长期专项培训才能够胜任此类疾病的术前诊断与评估。国内由于先天性心脏病手术主要集中于大的儿童心脏外科中心，许多地方综合医院超声科遇到的此类病例较少，也无手术病例进行验证，因此了解该病且有能力诊断的超声诊断医师非常欠缺。此外，先天性心脏病是危及儿童生命的首位出生缺陷，随着社会对儿童生命健康的日益关注，对此类疾病医疗救治能力的提升也受到了高度重视。超声心动图是先天性心脏病最主要和最基本的诊断工具，加强对心脏超声医师先天性心脏病诊断能力的专项培训无疑是非常迫切的任务。

　　本书覆盖了临床常见的先天性心脏病病种。根据每类心脏畸形亚型选择了相应的典型病例，共100例。病例资料包括病史、体格检查、实验室检查、心电图、放射线检查、超声心动图检查，阐述了超声诊断依据，给出了临床治疗建议，最后对病例的临床诊断资料、诊断思路、鉴别诊断及注意事项给出了点评，详细讲解了先天性心脏病超声诊断的方法及流程。对于综合医院超声科医师、心内科医师、小儿重症医师等学习先天性心脏病的超声诊断方法和诊断思路，提高超声诊断的理论基础和诊断能力均非常适用。

　　本书在编写过程中查阅参考了大量资料，在此向所有编者致以真诚的感谢！

　　虽然本书尽可能多地收集了先天性心脏病超声检查的典型病例，但仍难免有疏漏之处，恳请各位读者不吝指正！

逢坤静　张玉奇

2023 年 12 月

目 录

病例 1

【病史】患儿,女,2岁。出生后检查发现房间隔缺损。

【体格检查】身长84cm,体重10kg,脉搏112次/min,血压95/55mmHg,上肢血氧饱和度(SpO₂)98%。

【实验室检查】无明显异常。

【心电图】窦性心律,心率112次/min。

【X线】双肺血偏多,未见实变;主动脉结不宽;肺动脉段平直;心室圆隆;心胸比例0.48。

【心血管CT】无。

【超声心动图】右心房、右心室增大,左心内径在正常范围。室间隔与左心室室壁厚度正常,运动幅度正常。房间隔中部回声脱失约7.1mm×4.2mm,断端明确。室间隔延续完整。各瓣膜形态、结构、启闭正常。大动脉关系及发育正常。主动脉弓降部正常。心包未见异常。

多普勒超声检查:心房水平左向右分流。二尖瓣微量反流。见图1-1。

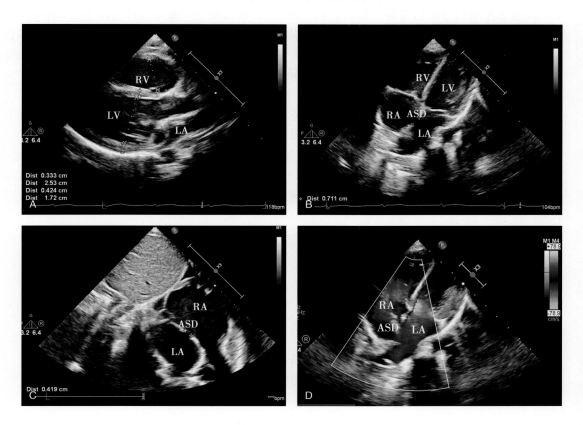

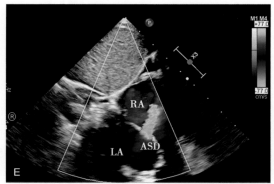

LA. 左心房；LV. 左心室；RA. 右心房；RV. 右心室；ASD. 房间隔缺损。

图 1-1　患儿超声心动图表现

A. 胸骨旁左心室长轴切面显示右心室增大，左心室轻度减小，室间隔未见明显左移；B. 四腔心切面显示右心房、右心室增大，左心房、左心室轻度减小，房间隔中部可见回声中断；C. 剑突下双心房切面显示房间隔中部可见回声脱失；D. 心尖四腔心切面可见缺损处左向右分流；E. 剑突下双心房切面显示彩色血流经房间隔缺损左向右分流。

【超声诊断】先天性心脏病；Ⅱ孔型房间隔缺损（中央型）；心房水平左向右分流。

【超声诊断依据】二维超声显示右心房、右心室内径增大，左心内径偏小，提示存在心房水平或肺静脉水平左向右分流。二维超声可从各切面探查是否存在房间隔缺损，包括胸骨旁四腔心切面、大动脉短轴切面、剑突下双心房切面。彩色多普勒超声显示房间隔中部回声中断处可见左向右分流信号即可诊断。右心室增大，可出现三尖瓣相对性关闭不全，出现反流，测量反流压差即可估测肺动脉收缩压。房间隔缺损分流为低压腔分流，理论上不导致阻力型肺动脉高压。

【推荐】房间隔缺损修补术或经皮房间隔缺损封堵术。

【病理】无。

【点评】患儿出生后发现房间隔缺损，经心脏超声检查发现房间隔中部缺损较小，短期内未引起右心明显扩大及三尖瓣反流，所以择期手术即可。若发现缺损较大或已引起三尖瓣反流增多需及早进行手术矫治。当超声测量房间隔缺损合并重度肺动脉高压时，需要警惕其他可能引起肺动脉压力增高的原因。当排除所有可能的结构性异常后，房间隔缺损合并重度肺动脉高压可考虑为特发性肺动脉高压，此种情况不适合做房间隔缺损的矫治手术。

病例 2

【病史】患儿，男，4 岁。发现先天性心脏病 1 个月。

【体格检查】身高 96cm，体重 15kg，脉搏 100 次/min，血压 98/60mmHg，上肢 SpO_2 97%。

【实验室检查】无明显异常。

【心电图】窦性心律,心率 100 次/min。

【X 线】双肺血增多,未见实变;主动脉结不宽;肺动脉段饱满;右心圆隆;心胸比例 0.48。

【心血管 CT】房间隔近房室瓣环上方连续性中断,冠状静脉窦与左心房交通,内径约 12mm。余未见明显异常。诊断:无顶冠状静脉窦。

【超声心动图】右心房、右心室内径扩大,左心内径正常。室壁运动正常,收缩增厚率正常。冠状静脉窦顶完全缺失,窦口内径约 8.4mm。室间隔延续完整。各瓣膜形态、结构、启闭正常。大动脉关系及发育正常。主动脉弓降部正常。心包腔未见异常。未探及左上腔静脉。

多普勒超声检查:左心房血流经冠状静脉窦流入右心房。见图 2-1。

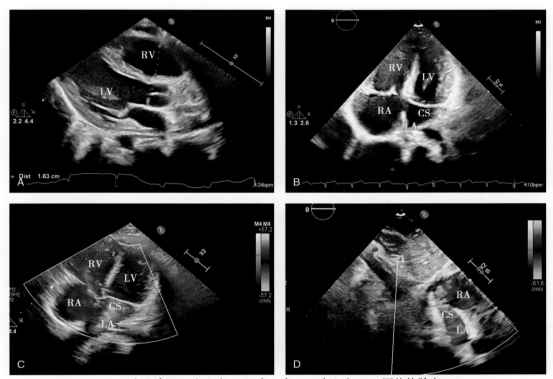

LA. 左心房;LV. 左心室;RA. 右心房;RV. 右心室;CS. 冠状静脉窦。

图 2-1 患儿超声心动图表现

A. 胸骨旁左心室长轴切面显示右心室增大,左心室大致正常,室间隔未见明显左移;B. 四腔心切面显示右心房、右心室增大,左心房、左心室轻度减小,冠状静脉窦顶未见明显窦壁组织;C. 四腔心彩色血流显示左心房血流经过缺损的冠状静脉窦流入右心房;D. 剑突下切面彩色血流显示左心房后方血流经缺损的冠状静脉窦流入右心房。

【超声诊断】先天性心脏病;无顶冠状静脉窦(完全型)。

【超声诊断依据】二维超声显示右心房、右心室内径增大,左心内径基本正常或轻度减小,提示可能存在心房水平左向右分流。二维超声可从各切面探查是否存在房间隔缺损并观察冠状静脉窦顶是否延续完好。彩色多普勒显示左心房内血流经无顶冠状静脉窦,从扩大的窦口流入右心房。

【推荐】无顶冠状静脉窦顶修复术或窦口修补术。

【病理】无。

【点评】心脏超声检查发现冠状静脉窦缺损较单纯Ⅱ孔型房间隔缺损要困难，因为受机器条件及个人经验影响较大，所以当发现右心增大时，要时刻警惕冠状静脉窦间隔缺损的存在，应调节机器条件，多切面探查。胸骨旁四腔心及剑突下切面是发现冠状静脉窦壁缺损的较为重要的切面，当冠状静脉窦右心房开口血流量增多且不存在左侧上腔静脉时应注意无顶冠状静脉窦是否存在。另外当存在左上腔静脉且未发现增宽的冠状静脉窦或未找到冠状静脉窦时，更应注意是否存在本畸形，左上腔静脉合并无顶冠状静脉窦时，造成左上腔静脉与左心房相通，静脉血会进入体循环系统，造成患者缺氧。

病例 3

【病史】患儿，女，2岁。发现心脏杂音1年。

【体格检查】身长82cm，体重12kg，脉搏108次/min，血压90/55mmHg，上肢SpO₂ 97%。

【实验室检查】无明显异常。

【心电图】窦性心律，心率108次/min。

【X线】双肺血偏多，未见实变；主动脉结不宽；肺动脉段平直；心室圆隆；心胸比例0.50。

【心血管CT】无。

【超声心动图】右心房、右心室轻度增大，左心内径在正常范围。室间隔与左心室室壁厚度正常，运动幅度正常。房间隔上腔静脉侧缺损10.7mm，上腔静脉骑跨于缺损之上；室间隔延续完整。各瓣膜形态、结构、启闭正常。大动脉关系及发育正常。主动脉弓降部正常。心包未见异常。

多普勒检查：心房水平左向右分流。上腔静脉两束血流，考虑右上肺静脉异位引流至上腔静脉开口处。见图3-1。

【超声诊断】先天性心脏病；上腔型房间隔缺损；右上肺静脉异位引流至右心房。

【超声诊断依据】本类型房间隔缺损在胸骨旁切面不易显示。剑突下双心房切面可清晰显示上腔静脉，发现房间隔上腔静脉侧无边缘，上腔静脉基本骑跨于缺损之上，即可诊断为上腔型房间隔缺损。此时还需要探查是否合并右上肺静脉异位引流至缺损的右心房侧，如彩色多普勒显示上腔静脉侧可见两束左向右分流进入右心房（房间隔缺损和右上肺静脉两束血流），则考虑合并右上肺静脉异位开口于右心房。

【推荐】房间隔缺损修补及部分型肺静脉异位引流矫治术。

【病理】无。

【点评】静脉窦上腔型房间隔缺损发病率较低，临床较为少见，多数为邻近上腔静脉的继发孔型房间隔缺损，二者的区别在于缺损是否累及卵圆孔。上腔型缺损较小，不累及卵圆孔。此型缺损基本都合并右上肺静脉异位引流，与胚胎发育期形成心房与肺静脉的连接融合异位有关。此类型缺损不适合介入治疗。对于中央型房间隔缺损,当上腔侧边缘大于5mm时可以尝试进行封堵治疗。

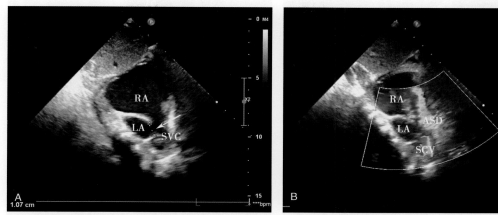

LA. 左心房;LV. 左心室;RA. 右心房;RV. 右心室;ASD. 房间隔缺损;SVC. 上腔静脉。
图 3-1　患儿超声心动图表现
A. 剑突下切面显示房间隔缺损位于上腔静脉开口下方,上腔静脉骑跨于缺损之上;
B. 上腔静脉两束血流,混合了异位开口的右上肺静脉血流。

病例 4

【病史】患儿,男,10 岁。发现先天性心脏病半个月入院。

【体格检查】身高 142cm,体重 30kg,脉搏 84 次 /min,血压 98/51mmHg,上肢 SpO_2 99%。

【实验室检查】血常规:无明显异常。

【心电图】窦性心律,心率 84 次 /min,正常心电图。

【X 线】双肺血偏多,未见实变;主动脉结不宽;肺动脉段轻度突出;右心增大;心胸比例 0.5。

【心血管 CT】无。

【超声心动图】右心增大,左心内径正常。各室壁厚度正常,运动幅度正常。房间隔后下部回声脱失约 24mm × 20mm,下腔静脉侧无残端,右下肺静脉开口于房间隔右侧,右上肺静脉及左肺静脉开口于左心房。室间隔延续完整。三尖瓣环宽,瓣膜功能性关闭欠佳,余瓣膜形态、结构、启闭正常。大动脉关系及发育正常。主动脉弓降部正常。心包未见异常。

多普勒检查:心房水平左向右分流,右下肺静脉血流大部分回流入右心房。二尖瓣微量反流,三尖瓣少量反流。见图 4-1。

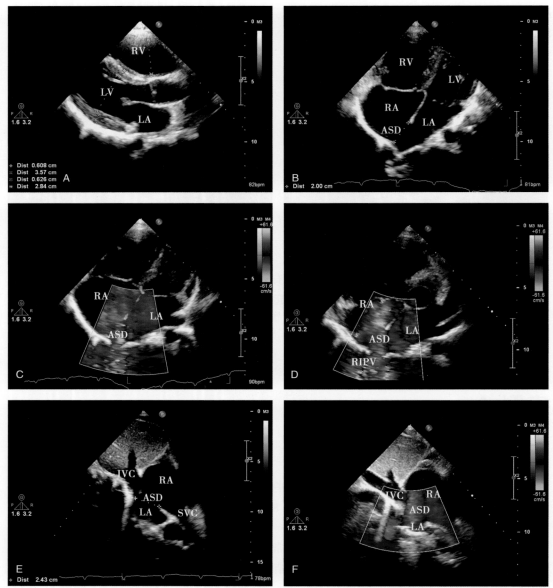

LA. 左心房;LV. 左心室;RA. 右心房;RV. 右心室;ASD. 房间隔缺损;RIPV. 右下肺静脉;
IVC. 下腔静脉;SVC. 上腔静脉。

图 4-1 患儿超声心动图表现

A. 胸骨旁左心室长轴切面显示右心室增大,左心室基本正常,室间隔未见明显左移;B. 胸骨旁四腔心切面显示右心房、右心室增大,左心房、左心室轻度减小,房间隔中后部可见回声中断;C. 胸骨旁四腔心切面显示缺损处左向右分流;D. 心尖非标准四腔心切面显示右下肺静脉通过房间隔缺损处向右心房分流;E. 剑突下双心房切面显示房间隔缺损下腔静脉侧无边缘;F. 剑突下双心房切面彩色血流显示经房间隔缺损左向右分流。

【超声诊断】先天性心脏病;Ⅱ孔型房间隔缺损(下腔型);部分型肺静脉异位引流(右下肺静脉连接右心房);心房水平左向右分流。

【超声诊断依据】二维超声显示右心房、右心室内径增大,左心内径略偏小,提示存在心房水平或肺静脉水平左向右分流。胸骨旁四腔心切面及剑突下切面为确诊本病的关键切面,应细心查找。彩色多普勒显示房间隔后下部回声中断且可见右下肺静脉血流向右心房分流即可诊断。右心室增大,可出现三尖瓣相对关闭不全,出现反流。

【推荐】房间隔缺损修补术及部分型肺静脉异位引流矫治手术。

【病理】无。

【点评】该型房间隔缺损的病理特点类似于静脉窦上腔型房间隔缺损,是位于下腔静脉侧的缺损,下腔静脉下方无边缘,常合并右侧肺静脉开口于右心房侧,只能通过外科手术进行矫治,不适合介入治疗。该类型房间隔缺损需要与中央累及下腔型继发孔型房间隔缺损鉴别,后者缺损较大,累及卵圆孔,通常也会累及心房后壁,不适合进行介入封堵治疗。

病例 5

【病史】患儿,女,5 岁。出生时体检发现心脏杂音,当地医院行心脏超声检查诊断为"先天性心脏病,室间隔缺损",未行系统治疗。否认平时易感冒,无明显活动受限,无发绀、蹲踞,无晕厥、咯血,生长发育及智力水平与同龄儿无明显差异。

【体格检查】身高 105cm,体重 21kg,脉搏 114 次 /min,血压 94/52mmHg,上肢 SpO$_2$ 100%。

【心电图】窦性心律,心率 60 次 /min,QRS 波时限 91ms,余无异常。

【X 线】双肺血偏多,未见实变;主动脉结不宽,肺动脉段平直,左心室圆隆。心胸比例 0.48。

【心血管 CT】无。

【超声心动图】左心房、左心室内径增大,右心房、右心室内径正常。室间隔与左心室室壁厚度正常,运动幅度正常。室间隔膜周部回声中断,左心室面约 11.3mm,右心室面受三尖瓣隔叶及纤维组织遮挡,有效分流口约 6.3mm。房间隔回声连续完整。各瓣膜形态、结构、启闭未见明显异常。大动脉关系及发育正常。主动脉弓降部未见明显异常。

多普勒检查:收缩期心室水平探及左向右高速分流信号,峰值流速 564cm/s,峰值压差 127mmHg。二、三尖瓣微量反流。见图 5-1。

【超声诊断】先天性心脏病;室间隔缺损(膜周部);心室水平左向右分流。

【超声诊断依据】二维超声显示室间隔回声明确中断,缺损紧邻三尖瓣隔叶及主动脉瓣,为膜周部缺损,右心室面三尖瓣隔叶及纤维组织增生部分遮挡缺损,导致有效分流口小于左心室面缺损。左心房、左心室内径增大,符合室间隔缺损导致的左心前负荷增加的血流动力学改变。彩色多普勒显示左右心室之间为左向右高速分流,连续多普勒测量分流峰值流速为 564cm/s,峰值压差为 127mmHg,据此计算肺动脉收缩压不高,患儿尚未出现肺动脉高压。最终诊断为室间隔缺损(膜周部)。

【推荐】室间隔缺损修补术。

【病理】无。

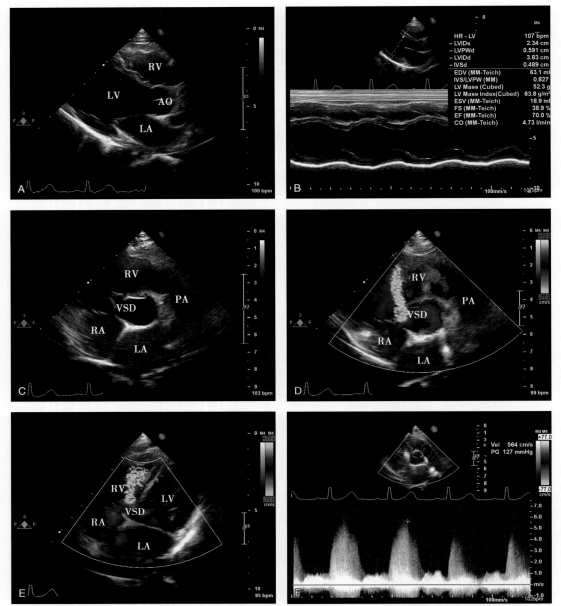

AO. 主动脉；LA. 左心房；LV. 左心室；PA. 肺动脉；RA. 右心房；RV. 右心室；VSD. 室间隔缺损。

图 5-1　患儿超声心动图表现

A. 胸骨旁左心室长轴切面显示左心房、左心室内径增大，右心室内径正常；B. M 型超声显示左心室内径增大，室壁运动幅度正常；C. 胸骨旁大动脉短轴切面显示室间隔膜周部回声中断；D. 胸骨旁大动脉短轴切面彩色多普勒显示左向右分流信号；E. 心尖四腔心切面彩色多普勒显示左向右分流信号；F. 连续多普勒测量左向右分流峰值流速为 564cm/s，峰值压差为 127mmHg。

【点评】该患儿出生时即因心脏杂音发现室间隔缺损，5 年后行超声心动图检查发现膜周部室间隔回声明确中断，诊断为室间隔缺损（膜周部），有效分流口约 6.3mm，左心房、左心室内径增大，尚未出现肺动脉高压。患儿室间隔缺损无自愈倾向，心室水平分流造成肺血过多,左心增大,容易发生肺炎、二尖瓣关闭不全等并发症,有闭合分流手术指征。术前超声心动图检查可以帮助评估室间隔缺损位置、大小及有无肺动脉高压,有利于临床医生选择合适的治疗策略和手术时机。

病例 6

【病史】患儿,女,9岁。2个月前体检闻及心脏杂音,当地医院行心脏超声检查诊断为"先天性心脏病,室间隔缺损",未行系统治疗。平时不易感冒,无口唇发绀,无咯血、晕厥,无蹲踞现象,生长发育及智力水平与同龄儿无明显差异。

【体格检查】身高135cm,体重27kg,脉搏85次/min,血压90/50mmHg,上肢SpO_2 99%。

【心电图】窦性心律不齐,心率75次/min,QRS波时限99ms,余无异常。

【X线】双肺纹理大致正常,未见实变;主动脉结不宽,肺动脉段饱满,心影不大。心胸比例0.48。

【心血管CT】无。

【超声心动图】各房室内径大致正常。室间隔与左心室室壁厚度正常,运动幅度正常。室间隔近室上嵴处缺损约3.2mm。房间隔回声连续完整。各瓣膜形态、结构、启闭未见明显异常。大动脉关系及发育正常。主动脉弓降部未见明显异常。

多普勒检查:收缩期心室水平探及左向右高速分流信号,峰值流速523cm/s,峰值压差110mmHg。见图6-1。

【超声诊断】先天性心脏病;室间隔缺损(嵴内型);心室水平左向右分流。

【超声诊断依据】二维超声显示室间隔回声明确中断,胸骨旁大动脉短轴切面显示缺损位于约12点方向,近室上嵴处,为嵴内型。缺损较小,左心房、左心室前负荷增加不明显,因此内径大致正常。彩色多普勒显示左右心室之间为左向右高速分流,连续多普勒测量分流峰值流速523cm/s,峰值压差110mmHg,据此计算肺动脉收缩压不高,患儿尚未出现肺动脉高压。最终诊断为室间隔缺损(嵴内型)。

【推荐】室间隔缺损修补术。

【病理】无。

【点评】该患儿因在当地体检闻及心脏杂音发现室间隔缺损行超声心动图检查,发现近室上嵴处室间隔回声明确中断,诊断为室间隔缺损(嵴内型),大小约3.2mm,左心房、左心室内径大致正常,尚未出现肺动脉高压。该患儿室间隔缺损较小,对患儿心脏大小和功能影响较小,但由于缺损位于嵴内,难以自愈。主动脉瓣下无组织支撑,长时间容易导致主动脉瓣脱垂,仍然有手术指征。术前超声心动图检查可以帮助评估室间隔缺损位置、大小及有无肺动脉高压,有利于临床医生选择合适的治疗策略和手术时机。

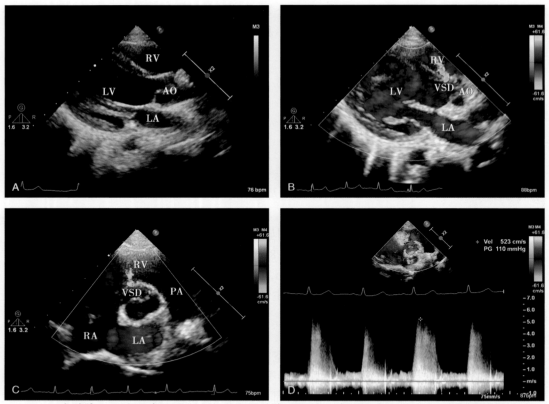

AO. 主动脉;LA. 左心房;LV. 左心室;PA. 肺动脉;RA. 右心房;RV. 右心室;VSD. 室间隔缺损。

图 6-1　患儿超声心动图表现

A. 胸骨旁左心室长轴切面显示左心房、左心室及右心室内径大致正常;B. 胸骨旁左心室长轴切面彩色多普勒显示左向右分流信号;C. 胸骨旁大动脉短轴切面彩色多普勒显示左向右分流信号;D. 连续多普勒测量左向右分流峰值流速 523cm/s,峰值压差 110mmHg。

病例 7

【病史】患儿,男,11 月龄。4 个月前因"感冒"体检时发现心脏杂音,当地医院行心脏超声检查诊断为"先天性心脏病,室间隔缺损",未行系统治疗。平素偶有感冒,无蹲踞现象,无晕厥、抽搐,无口唇发绀及呼吸困难,生长发育及智力水平与同龄儿无明显差异。

【体格检查】身长 75cm,体重 9.5kg,脉搏 125 次 /min,血压 95/55mmHg,上肢 SpO₂ 99%。

【心电图】无。

【X 线】双肺血增多,未见实变;主动脉结不宽,肺动脉段饱满,以左心房、左心室增大为主。

【心血管 CT】无。

【超声心动图】左心房、左心室内径增大,右心房、右心室内径正常。室间隔与左心室室壁厚度正常,运动幅度正常。室间隔于肺动脉瓣下缺损约 6.7mm。房间隔回声连续完整。各瓣膜形态、结构、启闭未见明显异常。大动脉关系及发育正常。主动脉弓降部未见明显异常。

多普勒检查:收缩期心室水平探及左向右高速分流信号,峰值流速 431cm/s,峰值压差74mmHg。肺动脉瓣前向流速偏快,峰值流速约 200cm/s。二尖瓣微量反流。见图 7-1。

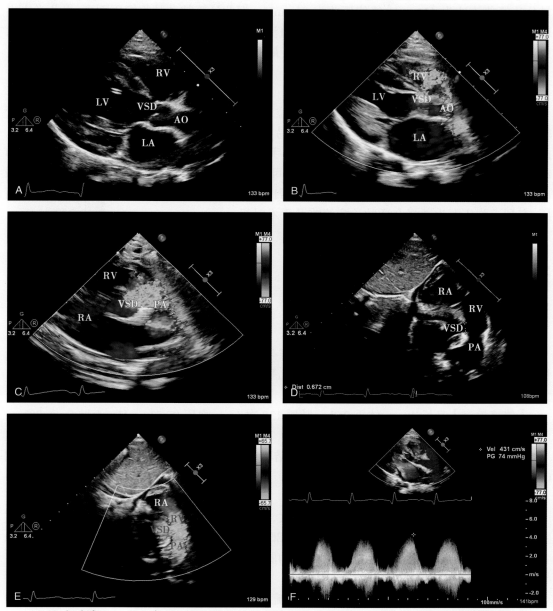

AO. 主动脉;LA. 左心房;LV. 左心室;PA. 肺动脉;RA. 右心房;RV. 右心室;VSD. 室间隔缺损。

图 7-1 患儿超声心动图表现

A. 胸骨旁左心室长轴切面显示左心房、左心室内径增大,右心室内径正常;B. 胸骨旁左心室长轴切面彩色多普勒显示左向右分流信号;C. 胸骨旁大动脉短轴切面彩色多普勒显示肺动脉瓣下左向右分流信号;D. 剑突下大动脉短轴切面显示肺动脉瓣下室间隔中断约 6.7mm;E. 剑突下大动脉短轴切面彩色多普勒显示肺动脉瓣下左向右分流信号;F. 连续多普勒测量左向右分流峰值流速 431cm/s,峰值压差 74mmHg。

【超声诊断】先天性心脏病；室间隔缺损（干下型），心室水平左向右分流。

【超声诊断依据】二维超声显示室间隔回声明确中断，缺损位于肺动脉瓣下，与肺动脉瓣环之间无残端，为干下型。左心房、左心室内径增大，符合室间隔缺损导致的左心前负荷增加的血流动力学改变。彩色多普勒显示左右心室之间为左向右高速分流，连续多普勒测量分流峰值流速为 431cm/s，峰值压差为 74mmHg，据此计算肺动脉收缩压不高，患儿尚未出现肺动脉高压。缺损位于肺动脉瓣下，高速血流直接通过肺动脉瓣射出，因此肺动脉瓣前向血流速度偏快，并非肺动脉瓣自身狭窄所致。最终诊断为室间隔缺损（干下型）。

【推荐】室间隔缺损修补术。

【病理】无。

【点评】干下型室间隔缺损由于分流口位于肺动脉瓣下，分流直接进入肺动脉，分流量较大。同时缺损靠近主动脉瓣下，长时间容易导致主动脉瓣脱垂，造成主动脉瓣关闭不全。此部位缺损无法自行愈合，一经发现，应尽早手术治疗。该患儿缺损较大，有发展为重度肺动脉高压、艾森门格综合征的风险，尽早行室间隔缺损修补术可以避免肺血管不可逆病变的出现，实现根治。术前超声心动图检查可以帮助评估室间隔缺损位置、大小及有无肺动脉高压，有利于临床医生选择合适的治疗策略及手术时机。

病例 8

【病史】患儿，女，1 岁 6 月龄。患儿母亲孕 24 周行胎儿超声检查时提示胎儿为"先天性心脏病，室间隔缺损"，未行系统治疗。患儿平素体健，体重不增，喂养困难，无晕厥、抽搐，无口唇发绀及呼吸困难，生长发育明显滞后。

【体格检查】身长 48cm，体重 3.2kg，脉搏 138 次/min，血压 92/51mmHg，上肢 SpO_2 98%。

【心电图】无。

【X 线】双肺血偏多，未见实变；主动脉结不宽，肺动脉段饱满，左心室增大。心胸比例 0.53。

【心血管 CT】无。

【超声心动图】左心房、左心室内径增大，右心房、右心室内径正常。室间隔与左心室室壁厚度正常，运动幅度正常。室间隔流入部回声中断约 8.4mm。房间隔回声连续完整。各瓣膜形态、结构、启闭未见明显异常。大动脉关系及发育正常。主动脉弓降部未见明显异常。

多普勒检查：心室水平探及双向低速分流信号，左向右分流峰值流速为 88.9cm/s，右向左分流峰值流速为 65.5cm/s。二、三尖瓣微量反流。见图 8-1。

【超声诊断】先天性心脏病；室间隔缺损（流入部）；心室水平双向分流；重度肺动脉高压（动力型）。

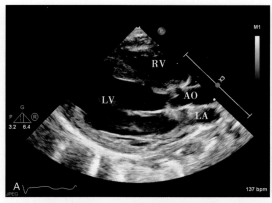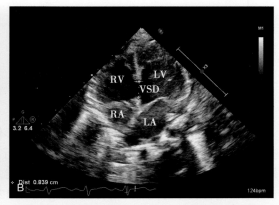
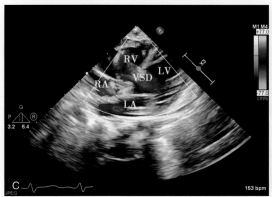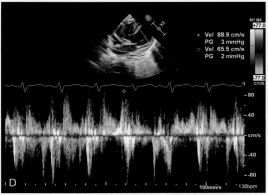

AO. 主动脉；LA. 左心房；LV. 左心室；PA. 肺动脉；RA. 右心房；RV. 右心室；VSD. 室间隔缺损。

图 8-1　患儿超声心动图表现

A. 胸骨旁左心室长轴切面显示左心房、左心室内径增大，右心室内径仍正常；B. 心尖四腔心切面显示室间隔流入部回声中断约 8.4mm；C. 心尖四腔心切面彩色多普勒显示室间隔缺损分流信号；D. 脉冲多普勒测量左向右分流峰值流速为 88.9cm/s，右向左分流峰值流速为 65.5cm/s。

【超声诊断依据】二维超声显示室间隔回声明确中断，缺损位于室间隔流入部，为流入部缺损。左心房、左心室内径增大，符合室间隔缺损导致的左心前负荷增加的血流动力学改变。左右心室之间分流为双向低速分流，据此判断肺动脉收缩压和体循环收缩压相近，患儿存在重度肺动脉高压，但目前仍为左心室增大、右心室不大、右心室室壁不厚，推测肺动脉高压仍主要为动力型。最终诊断为室间隔缺损（流入部），重度肺动脉高压（动力型）。

【推荐】室间隔缺损修补术。

【病理】无。

【点评】该患儿母亲孕 24 周时发现胎儿室间隔缺损。出生后超声心动图检查发现流入部室间隔回声明确中断，诊断为室间隔缺损（流入部），中断约 8.4mm，左心房、左心室内径增大，患儿已出现重度肺动脉高压，但推测仍主要为动力型。如不手术，患儿肺动脉高压会进展为阻力型，从而失去手术机会，因此应及早行室间隔缺损修补术，保障患儿预后。尽管患儿室间隔缺损巨大，但通过外科修补重建室间隔，术后仍然可以维持良好的心室功能，获得接近治愈。

病例 9

【病史】患儿,女,4岁。1年前因"感冒"体检时发现心脏杂音,当地医院行心脏超声检查诊断为"先天性心脏病,室间隔缺损",未行系统治疗。患儿平素常出现感冒、肺炎,无蹲踞现象,无晕厥、抽搐,无口唇发绀及呼吸困难,生长发育及智力水平与同龄儿无明显差异。

【体格检查】身高98cm,体重12kg,脉搏129次/min,血压95/55mmHg,上肢 SpO₂ 100%。

【心电图】窦性心律,心电轴极度右偏。

【X线】双肺血增多,未见实变;主动脉结不宽,肺动脉段突出,左心增大。心胸比例0.62。

【心血管 CT】先天性心脏病;室间隔缺损(多发);左心室心尖部肌小梁增多、紊乱;肺动脉高压改变。

【超声心动图】左心房、左心室内径明显增大,右心房、右心室内径正常。室间隔与左心室室壁厚度正常,运动幅度正常。室间隔膜周部至肌部缺损大小约21.9mm×19.6mm,前间隔肌部近心尖部约17mm范围内可见多发1~3mm小缺损;左心室心尖部肌小梁增多、紊乱,将左心室腔分为左右两腔,未见梗阻。房间隔回声连续完整。各瓣膜形态、结构、启闭未见明显异常。大动脉关系及发育正常。主动脉弓降部未见明显异常。

多普勒检查:心室水平探及双向低速分流信号。三尖瓣少量反流。二尖瓣微-少量反流。见图9-1。

【超声诊断】先天性心脏病;多发室间隔缺损(膜周部至肌部,肌部多发);心室水平双向分流;重度肺动脉高压(动力型);左心室心尖部肌小梁增多。

【超声诊断依据】二维超声显示室间隔回声明确中断,较大缺损位于室间隔膜周部至肌部,另外于前室间隔肌部近心尖部探及多处小室间隔缺损,诊断为多发室间隔缺损。左心房、左心室内径明显增大,符合大室间隔缺损导致的左心前负荷明显增加的血流动力学改变。左右心室之间分流为双向低速分流,据此判断肺动脉收缩压和体循环收缩压相近,患儿存在重度肺动脉高压,但目前仍为左心室增大、右心室不大、右心室室壁不厚,推测肺动脉高压仍主要为动力型。最终诊断为多发室间隔缺损(膜周部至肌部,肌部多发),重度肺动脉高压(动力型)。

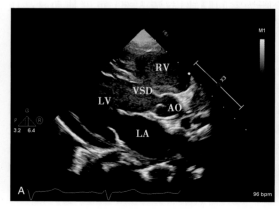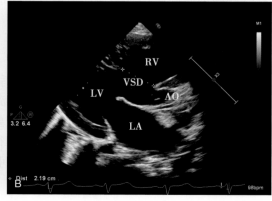

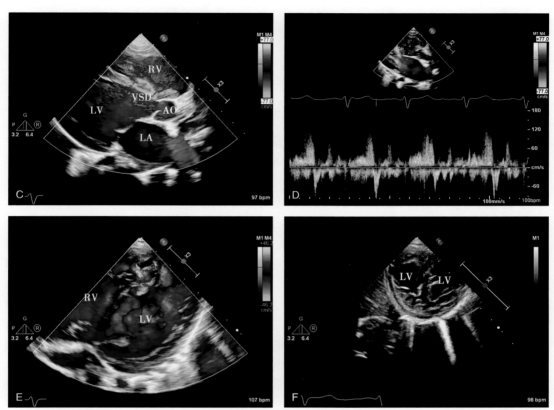

AO. 主动脉;LA. 左心房;LV. 左心室;PA. 肺动脉;RA. 右心房;RV. 右心室;VSD. 室间隔缺损。

图 9-1　患儿超声心动图表现

A. 胸骨旁左心室长轴切面显示左心房、左心室内径明显增大,右心室内径仍正常;B. 胸骨旁左心室长轴切面显示室间隔膜周部至肌部回声中断约 21.9mm;C. 胸骨旁左心室长轴切面彩色多普勒显示室间隔缺损分流信号;D. 脉冲多普勒显示心室水平双向低速分流;E. 斜四腔心切面彩色多普勒显示前室间隔肌部近心尖部多发分流信号;F. 心尖水平左心室短轴切面显示左心室肌小梁增多、紊乱,将左心室腔分为左右两腔。

【推荐】室间隔缺损修补术。

【病理】无。

【点评】该患儿因“感冒”体检时闻及心脏杂音发现室间隔缺损,行超声心动图检查发现膜周部至肌部及肌部多发室间隔回声明确中断,诊断为多发室间隔缺损(膜周部至肌部,肌部多发),左心房、左心室内径明显增大,患儿肺动脉压力与主动脉压力相当,属于重度肺动脉高压。由于肺血仍然增多,左心扩大,推测肺动脉高压主要为动力型。尽早行闭合分流手术,肺动脉高压可以恢复,获得痊愈。

病例 10

【病史】患者,女,8 岁。体检时发现心脏杂音 1 周余。

【体格检查】身高 130cm,体重 39kg,脉搏 80 次 /min,血压 90/60mmHg,上肢 SpO_2 98%。

【实验室检查】血常规:无异常。

【心电图】窦性心律,心率 80 次 /min,一度房室传导阻滞。

【X 线】右心增大,肺血管影粗大,肺动脉干膨出,肺门影增大。

【心血管 CT】无。

【超声心动图】右心稍大。室间隔与左心室室壁厚度正常,运动幅度正常。房间隔下部至十字交叉可探及宽约 18mm 回声失落。二、三尖瓣附着点位于同一水平,二尖瓣前叶裂,裂口对合不良,三尖瓣隔叶短小,对合不佳。室间隔延续完整。主动脉弓降部未见明显异常。心包无异常。

多普勒检查:心房水平左向右分流。收缩期二尖瓣可见大量反流,起自前叶裂,缩流颈 4.8mm,三尖瓣少量反流,起自前、隔对合缘。见图 10-1。

【超声诊断】先天性心脏病;部分型心内膜垫缺损;二尖瓣前叶裂,大量反流;三尖瓣少量反流。

【超声诊断依据】二维超声显示房间隔下部至十字交叉回声失落,十字交叉结构由正常的“十”字变为“丁”字结构,左、右两侧房室瓣附着点位于同一水平,失去正常的二、三尖瓣结构,代之以前后桥瓣相连形成的左右两侧房室瓣口,并形成所谓的左心室侧“二尖瓣前叶裂”。也就是说,在共同房室交界内,有两个分隔开的独立房室瓣口。彩色多普勒显示房间隔下部回声失落处左向右分流。收缩期左侧房室瓣表现为大量反流及右侧房室瓣少量反流。

观察房室瓣结构要有空间意识,要结合四腔心切面和心室短轴切面,有时还需要结合室间隔的矢状切面,通过多个切面的动态扫查,以明确前后桥瓣与室间隔嵴顶部的空间关系,另外,还需注意短轴切面应正好显示室间隔嵴顶部,切面过高或过低均易导致误判。

【推荐】部分型心内膜垫缺损矫治术。

【病理】无。

【点评】部分型心内膜垫缺损血流动力学与房间隔缺损类似。常伴有房室瓣反流,反流程度可轻可重。心脏超声检查发现原发孔型房间隔缺损,造成左向右分流。心房水平分流量大时,右心容量负荷增加,若房室瓣反流亦严重,左右心室容量负荷均增加,心力衰竭发生较早。建议患者行原发孔型房间隔缺损修补术、二尖瓣前叶裂修复术,术后死亡率低,长期预后良好。

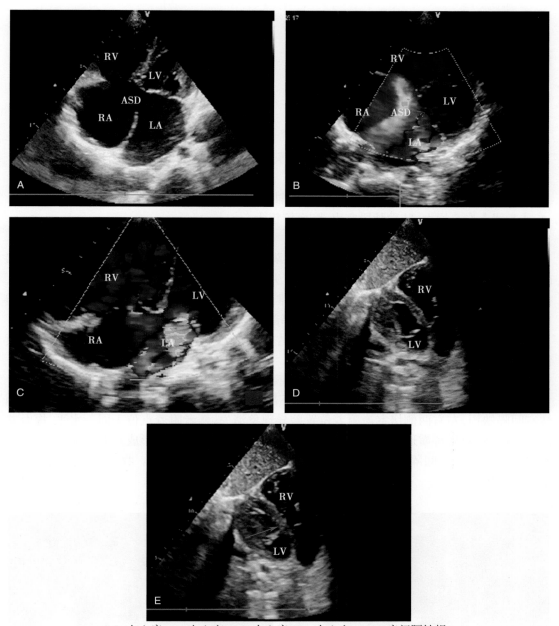

LA. 左心房；LV. 左心室；RA. 右心房；RV. 右心室；ASD. 房间隔缺损。

图 10-1　患儿超声心动图表现

A. 四腔心切面显示右心稍大，房间隔下部至十字交叉探及回声失落，左右两侧房室瓣附着点位于同一水平；B. 彩色多普勒显示房间隔下部回声失落处左向右分流，心室水平未见分流；C. 收缩期左侧房室瓣可见大量反流，右侧房室瓣少量反流；D、E. 剑突下瓣口水平心室短轴切面显示前后桥瓣与室间隔粘连，即前后桥瓣均系于室间隔嵴顶部，并形成左心室侧"二尖瓣前叶裂"，裂隙指向室间隔（箭头）。

病例 11

【病史】患者,女,27 岁。气短半年。

【体格检查】身高 159cm,体重 49kg,脉搏 90 次 /min,血压 90/60mmHg。

【实验室检查】血常规:正常。

【心电图】窦性心律,心率 90 次 /min,电轴左偏,完全性右束支传导阻滞。

【X 线】右心增大,肺动脉段突出,肺血管粗大。

【心血管 CT】无。

【超声心动图】右心、左心房扩大。室间隔与左心室室壁厚度正常,运动幅度正常。房间隔下部至十字交叉可探及宽约 28mm 回声失落,室间隔上部可探及宽约 3mm 回声失落,探及共同房室瓣环,前后桥瓣通过舌带样纤维组织系于室间隔嵴顶部形成左右两侧房室瓣口,左右心房和心室瓣对合不拢。主动脉弓降部未见明显异常。心包无异常。

多普勒检查:房室间隔回声失落处可见左向右分流。收缩期左右侧房室瓣中 - 大量反流。见图 11-1。

【超声诊断】先天性心脏病;过渡型心内膜垫缺损;左右侧房室瓣中 - 大量反流。

【超声诊断依据】二维超声显示房间隔下部至十字交叉回声失落,室间隔上部显示限制性室间隔缺损,左右两侧房室瓣附着位置差异现象消失,两者附着点位于同一水平,探及共同房室瓣环,前后桥瓣通过舌带样纤维组织连接于室间隔嵴顶部,形成左右两侧房室瓣口。彩色多普勒显示房间隔下部和室间隔上部回声失落处左向右分流。收缩期左右侧房室瓣中 - 大量反流。

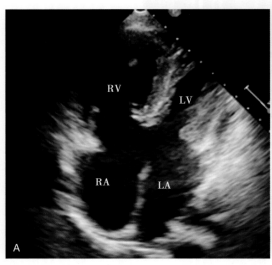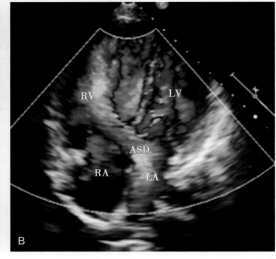

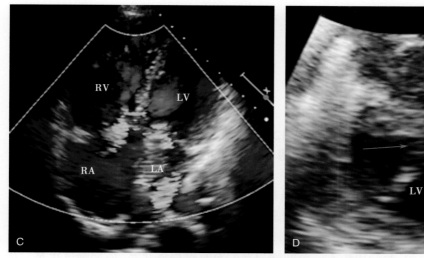

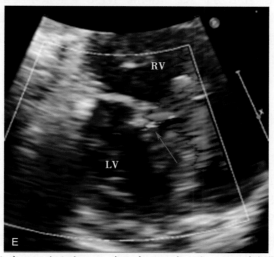

LA. 左心房；LV. 左心室；RA. 右心房；RV. 右心室；ASD. 房间隔缺损。

图 11-1　患儿超声心动图表现

A. 四腔心切面显示右心增大，正常十字交叉结构消失，房间隔下部至十字交叉可探及回声失落，探及共同房室瓣环，并见左右两侧房室瓣启闭；B. 房间隔下部回声失落处左向右分流；C. 收缩期左右侧房室瓣均可探及中 - 大量反流；D. 瓣口水平心室短轴切面显示前后桥瓣均与室间隔粘连；E. 室间隔上部可探及较小的回声失落，彩色血流显示室间隔上部小股过隔彩色血流束（箭头）。

【推荐】择期行房间隔缺损 + 室间隔缺损修补术、房室瓣成形术。

【病理】无。

【点评】过渡型心内膜垫缺损和部分型心内膜垫缺损的相同之处是正常十字交叉结构消失，前后桥瓣均系于室间隔嵴顶部形成左右两侧房室瓣口，区别在于是否存在限制性室间隔缺损。原发孔型房间隔缺损和室间隔缺损均会造成左向右分流，分流量较大时，会导致右心容量负荷增加。房室瓣反流会使左右心室容量负荷均增加，心力衰竭发生较早。建议患者行原发孔型房间隔缺损 + 室间隔缺损修补术、房室瓣成形术。

病例 12

【病史】患儿,男,14岁。发现心脏杂音12年,活动后气短2年。

【体格检查】身高160cm,体重60kg,脉搏115次/min,血压98/65mmHg。

【实验室检查】血常规:正常。

【心电图】窦性心律,心率115次/min,电轴左偏,PR间期延长,右束支传导阻滞。

【X线】心影增大,肺动脉段突出,肺血增多。

【心血管CT】无。

【超声心动图】右心、左心房扩大。室间隔与左心室室壁厚度正常,运动幅度正常。房间隔下部至室间隔上部可探及宽约48mm回声失落,探及共同房室瓣环和共同房室瓣启闭,左右均衡分布,前桥瓣横跨于左右心室,前桥瓣腱索系于室间隔嵴顶部。主动脉弓降部未见明显异常。心包无异常。

多普勒检查:左右心房、心室之间血液相互交通。收缩期共同房室瓣大量反流。见图12-1。

【超声诊断】先天性心脏病;完全型心内膜垫缺损(A型);共同房室瓣大量反流;少量心包积液。

【超声诊断依据】二维超声显示四腔心切面十字交叉结构消失,房间隔下部至室间隔上部可探及回声失落,无正常的相互独立的左右心室流入道,形成原发孔型房间隔缺损、非限制性流入道型室间隔缺损和共同房室瓣构成的单一共同房室瓣口。房室瓣短轴切面与室间隔矢状切面显示前后桥瓣之间未粘连,前桥瓣腱索系于室间隔嵴顶部。彩色多普勒显示左右心房、心室之间血液相互交通。收缩期共同房室瓣表现为大量反流。

【推荐】择期行房间隔缺损+室间隔缺损修补术、房室瓣成形术。

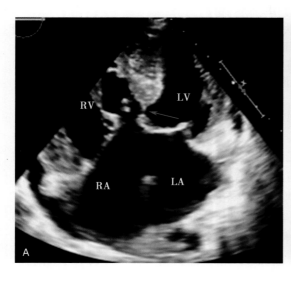
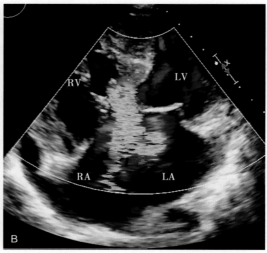

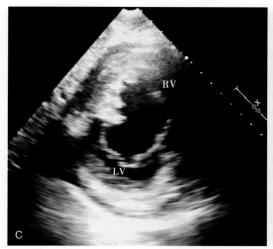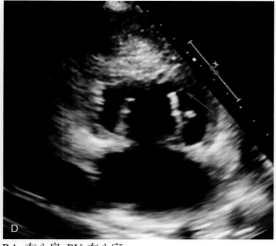

LA. 左心房；LV. 左心室；RA. 右心房；RV. 右心室。

图 12-1　患儿超声心动图表现

A. 四腔心切面显示十字交叉结构消失，探及共同房室瓣启闭，前桥瓣腱索系于室间隔嵴顶部（箭头），心包腔内有窄带样液性暗区；B. 彩色血流显示收缩期共同房室瓣大量反流；C. 心室短轴切面房室瓣水平显示共同房室瓣启闭；D. 室间隔矢状切面显示前后桥瓣启闭，前后桥瓣未粘连，且前桥瓣腱索系于室间隔嵴顶部（箭头）。

【病理】无。

【点评】完全型心内膜垫缺损的关键超声征象是十字交叉结构消失，共同房室瓣启闭。四腔心切面是判断 Rastelli 分型的关键切面，同时重点结合瓣口水平心室短轴切面和室间隔矢状切面加以判断前后桥瓣间关系及前后桥瓣与室间隔嵴顶部的关系，另外心房长度往往超过心室长度的 2/3。完全型心内膜垫缺损的房室瓣反流量往往比较大，左右心室容量负荷均增加，易出现心力衰竭。建议患者行原发孔型房间隔缺损 + 室间隔缺损修补术、房室瓣成形术。手术关键在于如何最好地恢复和保留房室瓣的功能，同时消除房室间的分流。

病例 13

【病史】患儿，男，4 岁。外院心脏超声检查提示先天性心脏病复杂畸形。

【体格检查】身高 90cm，体重 15kg，脉搏 92 次 /min，血压 80/60mmHg。

【实验室检查】血常规：正常。

【心电图】窦性心律，心率 92 次 /min，电轴左偏，PR 间期延长。

【X 线】无。

【心血管 CT】无。

【超声心动图】右心、左心房扩大。室间隔与左心室室壁厚度正常，运动幅度正常。房间隔下部至室间隔上部可探及宽约 40mm 回声失落，探及共同房室瓣环及共同房室瓣启闭，前桥瓣腱索骑跨,系于室间隔右心室面。流出道切面见肺动脉和主动脉均发自解剖学右心室,肺动脉在左,主动脉在右,肺动脉瓣增厚,回声增强,开放受限。左心房房壁未探及肺静脉切迹,其后方探及四支肺静脉均引流入共同肺静脉腔。主动脉弓降部未见明显异常。心包无异常。见图 13-1。

【超声诊断】先天性心脏病;右心房异构;完全型心内膜垫缺损(B 型);右心室双出口(double outlet of right ventricle,DORV);肺动脉瓣狭窄;完全型肺静脉异位引流;肺动脉高压。

【超声诊断依据】上腹部横切面显示水平肝,无脾,腹主动脉和下腔静脉位于脊柱同侧,由此可判断患者为右心房异构。二维超声显示四腔心切面十字交叉结构消失,房间隔下部至室间隔上部可探及回声失落,无正常的相互独立的左右心室流入道,探及共同房室瓣环和共同房室瓣启闭,前后桥瓣之间未粘连,前桥瓣腱索系于室间隔右心室侧,可诊断为完全型心内膜垫缺损,Rastelli 分型为 B 型。主动脉和肺动脉起始部交叉包绕现象消失,二者均发自右心室,起始部平行走行,诊断为 DORV,且肺动脉瓣存在狭窄。对右心房异构患者应特别关注是否存在肺静脉异位引流,重点观察左心房房壁是否有肺静脉切迹,是否存在肺静脉腔。

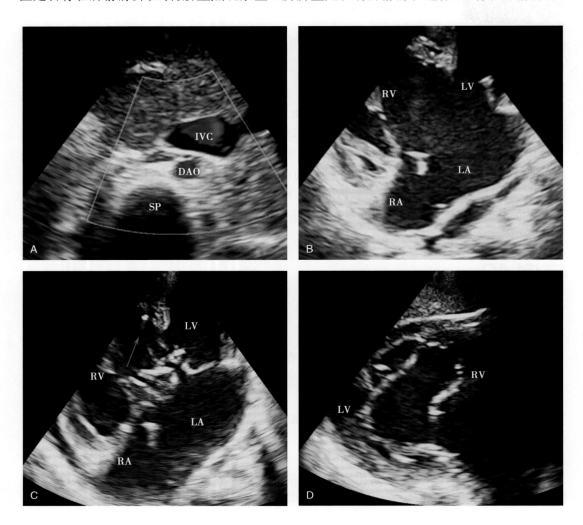

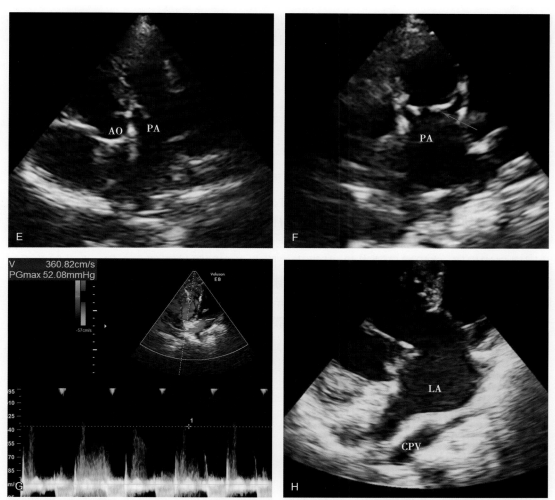

LA. 左心房;LV. 左心室;RA. 右心房;RV. 右心室;DAO. 腹主动脉;IVC. 下腔静脉;SP. 脊柱;PA. 肺动脉;
AO. 主动脉;CPV. 共同肺静脉腔。

图 13-1 患儿超声心动图表现

A. 上腹部横切面显示腹主动脉和下腔静脉均位于脊柱左侧,下腔静脉在前,腹主动脉在后;B. 四腔心切面显示十字交叉结构消失,房间隔下部至室间隔上部可探及回声失落,并见共同房室瓣启闭;C. 四腔心切面显示前桥瓣腱索骑跨,并系于室间隔右心室面(箭头);D. 剑突下切面瓣口水平心室短轴切面显示共同房室瓣启闭;E. 流出道切面显示肺动脉和主动脉均发自解剖学右心室;F. 肺动脉瓣增厚,回声增强,开放受限,呈圆顶征(箭头);G. 舒张期肺动脉瓣反流速度约 360.82cm/s,估测平均肺动脉压约 52.08mmHg;H. 左心房房壁未探及肺静脉切迹,左心房后方探及四支肺静脉引流入共同肺静脉腔。

【推荐】择期行房间隔缺损 + 室间隔缺损修补术,房室瓣成形术,DORV 矫治术,肺静脉异位引流根治术。

【病理】无。

【点评】完全型心内膜垫缺损最关键的是十字交叉结构消失,共同房室瓣启闭。四腔心切面仔细观察前桥瓣腱索的连接是判断 Rastelli 分型的关键切面,Rastelli A 型和 B 型的区别在于前桥瓣腱索系于室间隔嵴顶部还是由一侧心室骑跨至另一侧心室。因 Rastelli B 型的患者有腱索骑跨,影响补片缝合,需将其切断。另外,完全型房室间隔缺损易合并心房异构,尤其是右心房异构,检查时应注意仔细扫查避免漏诊,同时应关注心室-动脉连接、心房-静脉连接是否存在异常。

病例 14

【病史】胎儿,胎龄 24 周。母体无基础病、无不良嗜好、无宫内感染史等。

【超声心动图】内脏 / 心房正位,心室右袢,心尖指向左前。室间隔与左心室室壁厚度正常,运动幅度正常。房间隔下部至室间隔上部可探及回声失落,探及共同房室瓣环,并见共同房室瓣启闭,前桥瓣呈漂浮状,其腱索未附着于室间隔嵴顶部。心室-大动脉关系正常。三血管大小、分布、排列未见异常。肺动脉左侧可探及左上腔静脉下行经增宽的冠状静脉窦引流入右心房。主动脉弓降部未见明显异常。心包无异常。见图 14-1。

【超声诊断】先天性心脏病;完全型心内膜垫缺损(C 型);永存左上腔静脉。

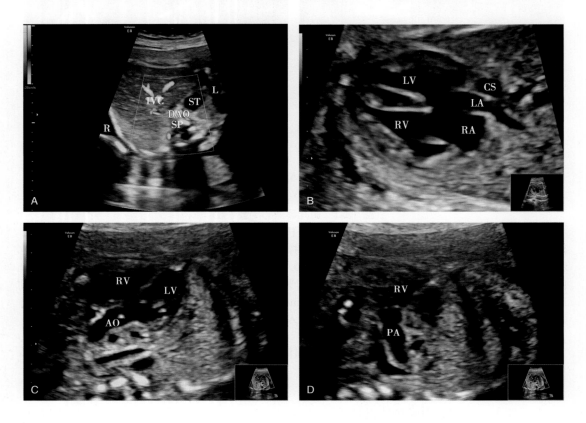

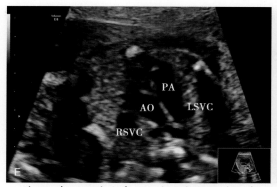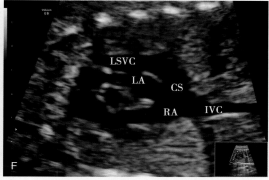

L. 左；R. 右；LA. 左心房；LV. 左心室；RA. 右心房；RV. 右心室；DAO. 腹主动脉；IVC. 下腔静脉；ST. 胃泡；
PA. 肺动脉；AO. 主动脉；RSVC. 右上腔静脉；LSVC. 左上腔静脉；CS. 冠状静脉窦。

图 14-1　患儿超声心动图表现

A. 上腹部横切面显示内脏正位，胃泡位于左上腹，腹主动脉位于脊柱左前，下腔静脉位于脊柱右前；B. 四腔心切面显示十字交叉结构消失，房间隔下部至室间隔上部可探及回声失落，并见共同房室瓣启闭，前桥瓣呈漂浮状，未见腱索与室间隔嵴顶部相连；冠状静脉窦明显增宽；C、D. 流出道切面见主动脉发自左心室，肺动脉发自右心室；E. 三血管切面肺动脉、主动脉、上腔静脉大小、分布、排列未见异常，于肺动脉左侧探及左上腔静脉；F. 左上腔静脉长轴切面显示左上腔静脉经增宽的冠状静脉窦引流入右心房。

【超声诊断依据】上腹部横切面显示内脏正位，腹主动脉和下腔静脉位置关系正常，为内脏 / 心房正位。四腔心切面十字交叉结构消失，房间隔下部至室间隔上部可探及回声失落，无正常的相互独立的左右心室流入道，探及共同房室瓣环和共同房室瓣启闭，前桥瓣横跨并漂浮于室间隔嵴上方，可诊断为完全型心内膜垫缺损，Rastelli C 型。冠状静脉窦明显增宽，三血管切面见肺动脉左侧的左上腔静脉经冠状静脉窦引流入右心房。

【推荐】择期行房间隔缺损 + 室间隔缺损修补术，房室瓣成形术。

【病理】无。

【点评】先天性心脏病一般依据节段分析法进行扫查，即判断心房位、心室位和心室 - 大动脉连接。完全型心内膜垫缺损最关键的是十字交叉结构消失，共同房室瓣启闭。四腔心切面仔细观察前桥瓣腱索的连接，如果前桥瓣漂浮在室间隔之上，则为 Rastelli C 型。因为心内膜垫缺损易合并染色体异常，尤其是 21 三体综合征，因此所有产前诊断心内膜垫缺损的胎儿都建议行遗传学检测。若合并遗传学异常，建议终止妊娠。若遗传学检测未见异常，患儿出生后 3~6 个月择期手术。若出现心功能不全、反复呼吸道感染、呼吸机依赖和重度肺动脉高压等症状，应尽早手术。

病例 15

【病史】患儿，女，1 岁 3 月龄。患儿 10 月龄前体检发现心脏杂音，当地医院行心脏超声检查诊断为"先天性心脏病，动脉导管未闭，二尖瓣关闭不全"，未行系统治疗。患儿平素易感冒,感冒后气促,活动量可。未见口唇或指端发绀。发育略差,智力水平与同龄儿无明显差异。

【体格检查】身长 72cm,体重 8kg,脉搏 125 次 /min,血压 96/58mmHg,上肢 SpO_2 100%。

【心电图】窦性心律。

【X 线】双肺血增多,未见实变;主动脉结不宽,肺动脉段饱满,左心房、左心室增大。心胸比例 0.58。

【心血管 CT】无。

【超声心动图】左心房、左心室内径增大,右心房、右心室内径正常。室间隔与左心室室壁厚度正常,运动幅度正常。房室间隔回声连续完整。二尖瓣环扩大,前后径约 21mm,内外径约 18mm,瓣叶结构未见明显异常,后叶活动度偏低,致 A1~A2 区对合缘减小,瓣叶对合不佳。余瓣膜形态、结构、启闭未见明显异常。降主动脉峡部与左肺动脉之间探及管型导管,主动脉侧宽约 9mm,肺动脉侧宽约 8mm,长度约 4mm。大动脉关系及发育正常。主动脉弓降部未见明显异常。

多普勒检查:动脉水平探及左向右连续性分流信号,峰值流速 396cm/s,峰值压差 63mmHg。二尖瓣中量反流,缩流颈宽约 3.7mm。见图 15-1。

【超声诊断】先天性心脏病;动脉导管未闭(管型);动脉水平左向右分流;二尖瓣中量反流。

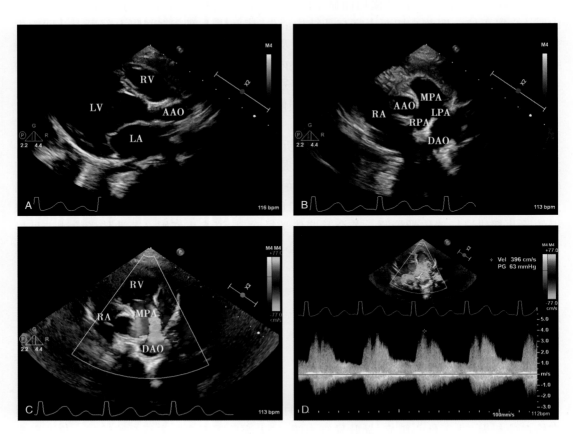

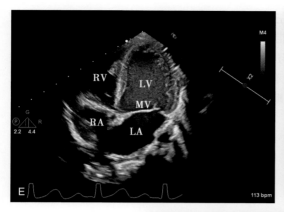
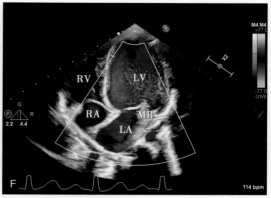
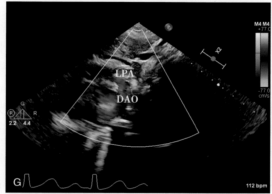

AAO. 升主动脉;DAO. 降主动脉;LA. 左心房;LPA. 左肺动脉;LV. 左心室;MPA. 主肺动脉;
MR. 二尖瓣反流;MV. 二尖瓣;RA. 右心房;RPA. 右肺动脉;RV. 右心室。

图 15-1　患儿超声心动图表现

A. 胸骨旁左心室长轴切面显示左心房、左心室内径增大,右心室内径正常;B. 胸骨旁肺动脉长轴切面显示降主动脉与左肺动脉开口之间未闭的动脉导管,为管型,降主动脉侧和肺动脉侧内径相近;C. 胸骨旁肺动脉长轴切面彩色多普勒显示降主动脉与左肺动脉之间左向右连续性分流信号;D. 连续多普勒测量降主动脉与左肺动脉之间分流峰值流速为 396cm/s,峰值压差为 63mmHg;E. 心尖四腔心切面显示二尖瓣环扩大,瓣叶对合缘减小;F. 彩色多普勒显示二尖瓣中量反流;G. 胸骨上窝切面彩色多普勒显示降主动脉与左肺动脉之间左向右连续性分流信号。

【超声诊断依据】二维超声显示降主动脉峡部和左肺动脉之间导管回声,呈管样,主动脉侧与肺动脉侧内径相近。左心房、左心室内径增大,符合动脉导管未闭导致的左心前负荷增加的血流动力学改变。动脉水平为左向右高速连续性分流,连续多普勒测量分流峰值流速为 396cm/s,峰值压差为 63mmHg,据此计算肺动脉收缩压不高,患儿尚未出现肺动脉高压。由于左心内径增大,二尖瓣环扩大,导致二尖瓣叶对合缘减小,瓣叶对合不良,二尖瓣中量反流。最终诊断为动脉导管未闭(管型),二尖瓣中量反流。

【推荐】动脉导管结扎术,直视下二尖瓣成形术。

【病理】无。

【点评】该患儿 10 月龄前体检发现心脏杂音,行超声心动图检查发现未闭的动脉导管,主动脉侧与肺动脉侧内径相近,诊断为动脉导管未闭(管型),二尖瓣中量反流。患儿左心房、左心室内径增大,尚未出现肺动脉高压。该导管内径较大,且已经导致左心增大和继发的中量二尖瓣反流,如不手术,患儿左心房、左心室内径会更加增大,二尖瓣反流量也会增多,并且有发展为肺动脉高压的可能,最终可能会形成艾森门格综合征,从而失去手术机会,因此应择期行动脉导管结扎术,同时对二尖瓣进行成形,改善患儿预后。术前超声心动图检查可以帮助评估动脉导管的位置、大小、类型,有无肺动脉高压,以及有无继发的二尖瓣反流及其程度,有利于临床医生选择合适的治疗策略和手术时机。

病例 16

【病史】患儿,女,1 岁 7 月龄。患儿出生后因体检发现心脏杂音,当地医院行心脏超声检查诊断为"先天性心脏病,动脉导管未闭",未行系统治疗。患儿平时活动量可,无晕厥、咯血、口唇发绀等,生长发育及智力水平与同龄儿无明显差异。

【体格检查】身长72cm,体重7.9kg,脉搏110次/min,血压92/47mmHg,上肢 SpO_2 100%。

【心电图】窦性心律,不完全性右束支阻滞,左心室高电压,T 波改变。

【X线】双肺血增多,未见实变;主动脉结不宽,肺动脉段平直,左心房、左心室增大。心胸比例0.64。

【心血管 CT】无。

【超声心动图】左心房、左心室内径增大,右心房、右心室内径正常。室间隔与左心室室壁厚度正常,运动幅度正常。房室间隔回声连续完整。各瓣膜形态、结构、启闭未见明显异常。降主动脉峡部与左肺动脉之间探及漏斗样导管,主动脉侧宽约7.9mm,肺动脉侧宽约5.2mm,长度约7.2mm。大动脉关系及发育正常。主动脉弓降部未见明显异常。

多普勒检查:动脉水平探及左向右连续性分流信号,峰值流速为498cm/s,峰值压差为99mmHg。二尖瓣微 - 少量反流。见图16-1。

【超声诊断】先天性心脏病;动脉导管未闭(漏斗型);动脉水平左向右分流。

【超声诊断依据】二维超声显示降主动脉峡部和左肺动脉之间导管回声,呈漏斗样,主动脉侧较肺动脉侧内径宽。左心房、左心室内径增大,符合动脉导管未闭导致的左心前负荷增加的血流动力学改变。动脉水平为左向右高速连续性分流,连续多普勒测量分流峰值流速为498cm/s,峰值压差为99mmHg,据此计算肺动脉收缩压不高,患儿尚未出现肺动脉高压。最终诊断为动脉导管未闭(漏斗型)。

【推荐】动脉导管结扎术、动脉导管封堵术。

【病理】无。

【点评】该患儿出生后即因体检闻及心脏杂音发现动脉导管未闭,行超声心动图检查发现未闭的动脉导管,主动脉侧较肺动脉侧内径宽,诊断为动脉导管未闭(漏斗型)。患儿左心房、左心室内径增大,尚未出现肺动脉高压。该导管内径较大,如不手术,有发展为肺动脉高压的可能,最终可能会形成艾森门格综合征,从而失去手术机会,因此应择期行动脉导管结扎术或动脉导管封堵,改善患儿预后。术前超声心动图检查可以帮助评估动脉导管的位置、大小、类型,明确有无肺动脉高压,有利于临床医生选择合适的治疗策略和手术时机。

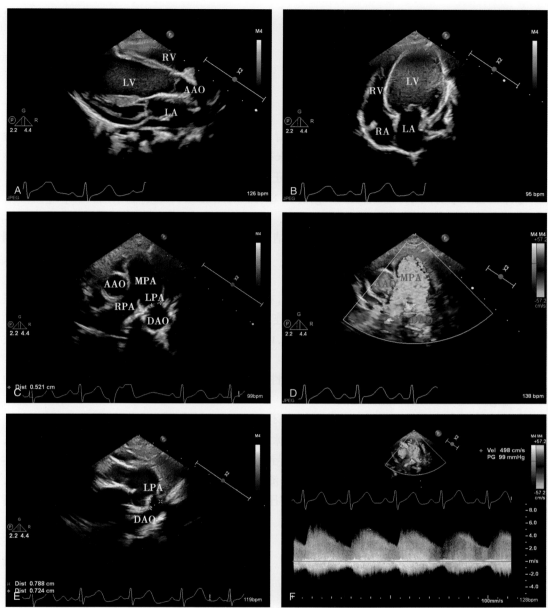

AAO. 升主动脉；DAO. 降主动脉；LA. 左心房；LPA. 左肺动脉；LV. 左心室；MPA. 主肺动脉；
RA. 右心房；RPA. 右肺动脉；RV. 右心室。

图 16-1　患儿超声心动图表现

A. 胸骨旁左心室长轴切面显示左心房、左心室内径增大，右心室内径正常；B. 心尖四腔心切面显示左心房、左心室内径增大，右心房、右心室内径正常；C. 胸骨旁肺动脉长轴切面显示降主动脉与左肺动脉开口之间未闭的动脉导管，为漏斗型，降主动脉侧内径大于肺动脉侧内径；D. 胸骨旁肺动脉长轴切面彩色多普勒显示降主动脉与左肺动脉之间左向右连续性分流信号；E. 胸骨上窝切面显示降主动脉与左肺动脉之间未闭的动脉导管，为漏斗型，降主动脉侧内径大于肺动脉侧内径；F. 连续多普勒测量降主动脉与左肺动脉之间分流峰值流速为 498cm/s，峰值压差为 99mmHg。

病例 17

【病史】患儿,女,10岁。20日前因"感冒"体检发现心脏杂音,当地医院行心脏超声检查诊断为"先天性心脏病,动脉导管未闭",未行系统治疗。患儿平素感冒不多,无肺炎、心脏衰竭病史,无晕厥史,生长发育及活动量较正常同龄人无明显差异。

【体格检查】身高 155cm,体重 49kg,脉搏 80 次 /min,血压 98/57mmHg,上肢 SpO$_2$ 100%。

【心电图】心律不齐。

【X 线】双肺血偏多,未见实变;主动脉结不宽,肺动脉段平直,左心室增大。心胸比例0.53。

【心血管 CT】无。

【超声心动图】左心房、左心室内径增大,右心房、右心室内径正常。室间隔与左心室室壁厚度正常,运动幅度正常。房室间隔回声连续完整。各瓣膜形态、结构、启闭未见明显异常。降主动脉峡部与左肺动脉之间探及导管,内径约 7.5mm,基本无长度。大动脉关系及发育正常。主动脉弓降部未见明显异常。

多普勒检查:动脉水平探及左向右连续性分流信号,峰值流速为 572cm/s,峰值压差为131mmHg。二尖瓣微量反流。见图 17-1。

【超声诊断】先天性心脏病;动脉导管未闭(窗型);动脉水平左向右分流。

【超声诊断依据】二维超声显示降主动脉峡部和左肺动脉之间导管回声,几乎无长度,为窗型。左心房、左心室内径增大,符合动脉导管未闭导致的左心前负荷增加的血流动力学改变。动脉水平分流为左向右高速连续性分流,连续多普勒测量分流峰值流速为 572cm/s,峰值压差为 131mmHg,据此计算肺动脉收缩压不高,患儿尚未出现肺动脉高压。最终诊断为动脉导管未闭(窗型)。

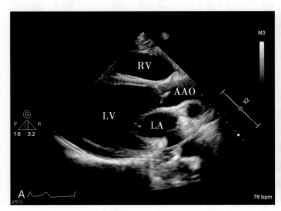 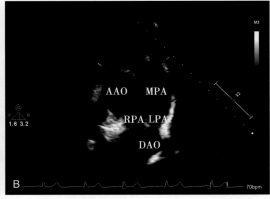

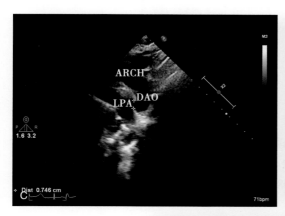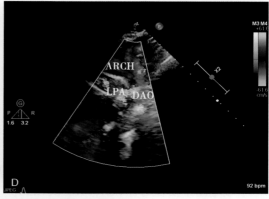

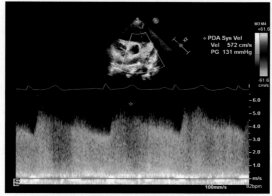

AAO. 升主动脉；ARCH. 主动脉弓；DAO. 降主动脉；LA. 左心房；LPA. 左肺动脉；LV. 左心室；
MPA. 主肺动脉；RPA. 右肺动脉；RV. 右心室。

图 17-1　患儿超声心动图表现

A. 胸骨旁左心室长轴切面显示左心房、左心室内径增大，右心室内径正常；B. 胸骨旁肺动脉长轴切面显示降主动脉与左肺动脉开口之间未闭的动脉导管，为窗型，导管几乎无长度；C. 胸骨上窝切面显示降主动脉与左肺动脉之间未闭的动脉导管，为窗型，导管几乎无长度；D. 胸骨上窝切面彩色多普勒显示降主动脉与左肺动脉之间左向右连续性分流信号；E. 连续多普勒测量降主动脉与左肺动脉之间分流峰值流速为 572cm/s，峰值压差为 131mmHg。

【推荐】动脉导管结扎术、动脉导管封堵术。

【病理】无。

【点评】该患儿因"感冒"体检闻及心脏杂音发现动脉导管未闭，行超声心动图检查发现未闭的动脉导管，几乎无长度，诊断为动脉导管未闭（窗型）。患儿左心房、左心室内径增大，尚未出现肺动脉高压。该导管内径较大，如不手术，有发展为肺动脉高压的可能，最终可能会导致艾森门格综合征，从而失去手术机会，因此应择期行动脉导管结扎或封堵术，改善患儿预后。

病例 18

【病史】患儿,男,5月龄。出生后查体发现心脏杂音,气短。

【体格检查】身长 65cm,体重 6.7kg,脉搏 144 次/min,血压 92/50mmHg,上肢 SpO_2 100%。

【实验室检查】血常规:血红蛋白(Hb)108g/L。

【心电图】窦性心律,心率 139 次/min。

【X线】肺血多先天性心脏病;左心明显增大。心胸比例 0.64。

【心血管CT】先天性心脏病;主肺动脉间隔缺损(aortopulmonary septal defect,APSD)(Ⅱ型);左心房、左心室增大;双肺多发斑片索条。

【超声心动图】左心房及左心室扩大,右心房及右心室内径正常。房间隔卵圆孔处回声分离,室间隔连续性完整。右心室室壁增厚,室间隔及左心室室壁厚度正常,运动协调,收缩幅度正常。二尖瓣环增宽,瓣环内外径 21mm,前后径 20mm,A2 区瓣叶高度 16mm,P2 区14mm,前后叶对合错位;余瓣膜形态、结构、启闭未见明显改变。大动脉关系正常,升主动脉与主肺动脉间隔缺损 13mm,缺损距肺动脉瓣上 7mm,距主动脉瓣上 16mm,缺损延续至右肺动脉开口。主动脉弓降部未见异常。心包腔未见明显异常。

多普勒检查:主肺动脉间探及连续性左向右低速分流,流速约 170cm/s。心房水平微量左向右分流。二尖瓣大量偏心反流。主动脉瓣微量反流。肺动脉瓣微量反流。三尖瓣微量高速反流。见图 18-1。

【超声诊断】先天性心脏病;主肺动脉间隔缺损(Ⅱ型);二尖瓣大量反流;卵圆孔未闭;重度肺动脉高压,动力型为主。

【超声诊断依据】本病例于非标准大动脉短轴切面可显示 APSD 及此处的低速左向右分流。APSD 属于特殊部位的动脉水平分流型先天性心脏病,因为常规标准切面常无法显示,极易漏诊、误诊。本病例曾误诊为先天性二尖瓣器发育异常,漏诊 APSD。按照缺损累及部位,APSD 分为 3 型:Ⅰ型,缺损紧邻主动脉瓣环上方;Ⅱ型,缺损位于主动脉、主肺动脉位置,未累及肺动脉分支;Ⅲ型,缺损从主、肺动脉瓣环上方一直累及整个主肺动脉。Ⅱ型 APSD 如果累及右肺动脉开口,同时合并主动脉弓离断(interrupted aortic arch,IAA)及动脉导管未闭则被称为一类特殊畸形,即 Berry 综合征。本例患者为Ⅱ型 APSD。

【推荐】主肺动脉间隔缺损修补术,二尖瓣成形术。

【病理】无。

【点评】Ⅱ型 APSD 是由于发生于主动脉、主肺动脉,常规超声扫查切面不容易显示,是最易漏诊的 APSD。APSD 与巨大动脉导管未闭的血流动力学相似,会导致肺循环高血流量和高压,左心回心血流量增大。如果在超声扫查过程中发现无法解释的肺高血流量及左心血流量增大,要警惕是否存在不易扫查到的动脉水平分流,很有可能是Ⅱ型 APSD,但需要注意排查阻力型肺动脉高压,明确是否合并主动脉弓中断和动脉导管未闭(Berry 综合征)。APSD 合并粗大动脉导管未闭时容易漏诊动脉导管未闭。

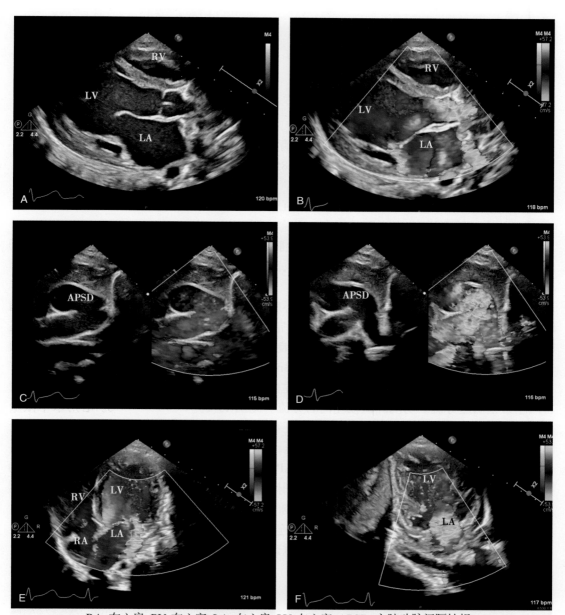

RA. 右心房；RV. 右心室；LA. 左心房；LV. 左心室；APSD. 主肺动脉间隔缺损。

图 18-1　患儿超声心动图表现

A. 左心室长轴切面显示左心房及左心室扩大；B. 左心室长轴切面彩色多普勒显示二尖瓣反流；C. 非标准大动脉短轴切面显示主肺动脉间隔缺损；D. 非标准大动脉短轴切面显示主肺动脉间隔缺损及左右肺动脉分支；E. 四腔心切面彩色多普勒显示二尖瓣大量反流；F. 两腔心切面彩色多普勒显示二尖瓣大量反流，观察二尖瓣器发育及结构。

病例 19

【病史】患儿，女，1.5 岁。出生后生长发育迟缓。

【体格检查】身长 85cm，体重 8.5kg，脉搏 85 次 /min，血压 80/50mmHg，上肢 SpO_2 100%。

【实验室检查】血常规：Hb 98g/L。

【心电图】窦性心律，心率 95 次 /min，左心室高电压。

【X 线】双肺血增多，左心明显增大。心胸比例 0.60。

【心血管 CT】左心扩大。升主动脉与主肺动脉间隔缺损 12mm，缺损累及右肺动脉开口处。主动脉弓于左锁骨下动脉发出后中断，降主动脉通过内径 4.0mm 的动脉导管与主肺动脉连接。

【超声心动图】右心房、左心室增大，左心房、右心室内径在正常范围。室壁厚度及运动幅度正常。房间隔中部缺损 10.3mm，室间隔完整。升主动脉距离主动脉瓣上 11.2mm 处主肺动脉间隔缺损 10.6mm。各瓣膜结构、功能良好。主动脉弓发育偏细，内径 6.0mm，于左锁骨下动脉发出后中断，降主动脉通过内径 3.83mm 的动脉导管与主肺动脉连接。

多普勒超声：主肺动脉间隔缺损处低速左向右分流。降主动脉以远血流中断，动脉导管右向左为主低速分流。房间隔缺损左向右分流。见图 19-1。

【超声诊断】先天性心脏病；Berry 综合征（Ⅱ型 APSD+ 主动脉弓离断）；动脉导管未闭；Ⅱ孔型房间隔缺损（中央型）；重度肺动脉高压，动力型为主。

【超声诊断依据】Berry 综合征是Ⅱ型 APSD 合并 A 型主动脉弓离断。在非标准大动脉短轴切面能够清晰显示升主动脉和主肺动脉间形成分流窗口。此缺损沿主肺动脉一直累及至右肺动脉开口，造成右肺动脉与升主动脉相通。胸骨上窝切面显示主动脉弓于左锁骨下动脉发出后中断。主肺动脉通过动脉导管连接远端降主动脉。

【推荐】主肺动脉间隔缺损 + 主动脉弓重建术。

【病理】无。

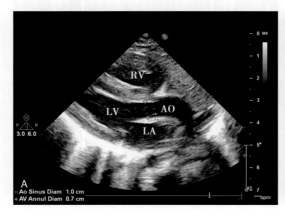
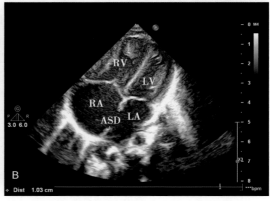

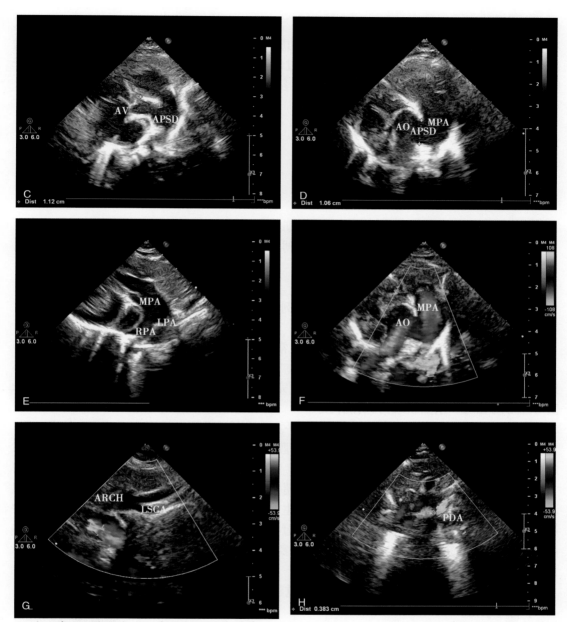

LA. 左心房；LV. 左心室；RV. 右心室；AO. 主动脉；ARCH. 主动脉弓；LSCA. 左锁骨下动脉；DAO. 降主动脉；MPA. 主肺动脉；LPA. 左肺动脉；RPA. 右肺动脉；APSD. 主肺动脉间隔缺损；ASD. 房间隔缺损；PDA. 动脉导管未闭。

图 19-1　患儿超声心动图表现

A. 胸骨旁长轴切面显示左心房、左心室内径正常，升主动脉根部内径正常；B. 心尖四腔心切面显示房间隔中部缺损 10.3mm；C. 非标准大动脉短轴切面显示主动脉瓣上 11.2mm 处主肺动脉间隔缺失；D. 测量主肺动脉间隔缺损 10.6mm；E. 标准大动脉短轴切面显示肺动脉发育正常；F. 非标准大动脉短轴切面显示主肺动脉间彩色血流左向右低速分流；G. 胸骨上窝切面显示主动脉弓自左锁骨下动脉以下中断；H. 降主动脉与肺动脉通过动脉导管连接，动脉导管内径 3.83mm。

【点评】Berry 综合征是 APSD 的特殊类型。由于 APSD 累及右肺动脉起始部位,造成右肺动脉与升主动脉相通,过去曾认为右肺动脉异常起源于升主动脉,实际上右肺动脉起始部位并未异位,外科手术矫治时仍然可以通过修补 APSD,连接右肺动脉与主肺动脉。由于畸形典型,超声心动图确诊 Berry 综合征较为容易。

病例 20

【病史】患儿,女,2.5 岁。出生后发现心脏杂音,2 岁时发现活动后发绀。

【体格检查】身长 106cm,体重 11.2kg,脉搏 90 次 /min,血压 85/50mmHg,上肢 SpO_2 85%。

【实验室检查】血常规:Hb 120g/L。

【心电图】窦性心律,心率 90 次 /min。

【X 线】双肺血增多,心影增大。心胸比例 0.57。

【心血管 CT】无。

【超声心动图】心房增大,心室内径在正常范围。室壁厚度正常,运动良好。房间隔下部房室瓣环上方大部分缺失,室间隔完整。二、三尖瓣在同一水平,二尖瓣前叶裂,对合不佳,三尖瓣隔叶短,启闭较好。冠状静脉窦顶完全缺失,永存左上腔静脉通过无顶冠状静脉窦与左心房相通。余瓣膜结构、功能良好。

多普勒超声:二尖瓣少量反流。心房水平左向右低速分流。见图 20-1。

【超声诊断】先天性心脏病;部分型心内膜垫缺损;二尖瓣前叶裂,少量反流;无顶冠状静脉窦;左上腔静脉入左心房。

【超声诊断依据】单纯左上腔静脉的超声诊断比较容易。胸骨旁长轴切面可以显示扩大的冠状静脉窦。胸骨上窝切面在降主动脉左侧可以扫查到左上腔静脉,彩色多普勒显示为蓝色低速静脉血流。当合并无顶冠状静脉窦时,回流入冠状静脉窦的左上腔静脉便通过缺失的窦顶与左心房相通。彩色多普勒血流可以看到回流入左心房的腔静脉血流。

【推荐】房间隔修补术 + 冠状静脉窦顶重建术 + 二尖瓣成形术。

【病理】无。

【点评】单纯永存左上腔静脉回流冠状静脉窦无血流动力学意义,属于正常变异。当合并有无顶冠状静脉窦时,左上腔静脉血流回流至左心房,会导致静脉血流入体循环,SpO_2 下降,患儿出现缺氧。当超声发现患儿存在无顶冠状静脉窦时,需要格外注意是否合并左上腔静脉,避免漏诊。如果漏诊左上腔静脉入无顶冠状静脉窦,单纯进行其他合并畸形手术,术后患儿会出现持续性低氧血症。因此术前识别此种左上腔静脉入左心房的特殊畸形非常重要。

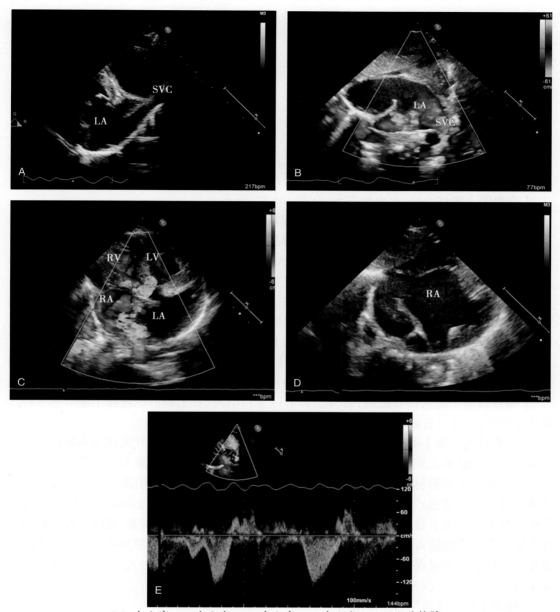

LA. 左心房；LV. 左心室；RA. 右心房；RV. 右心室；SVC. 上腔静脉。

图 20-1　患儿超声心动图表现

A. 二维超声显示左上腔静脉直接开口于左心房；B. 剑突下双心房切面彩色多普勒显示左上腔静脉血流入左心房；C. 四腔心切面彩色多普勒显示左上腔静脉血流入左心房；D. 剑突下双心房切面显示冠状静脉窦无顶；E. 脉冲多普勒频谱显示入左上腔静脉血流频谱为腔静脉频谱。

病例 21

【病史】患儿,女,6岁。

【体格检查】身高115cm,体重20kg,脉搏140次/min,血压80/40mmHg,上肢SpO$_2$99%。

【实验室检查】血常规:Hb 107g/L。

【心电图】窦性心律,心电轴右偏,心率106次/min。

【X线】肺血多先天性心脏病;右心房、右心室增大。心胸比例0.48。

【心血管CT】先天性心脏病;部分型肺静脉异位引流;右心房、右心室增大。

【超声心动图】右心房及右心室轻度增大,左心房及左心室内径大致正常。室间隔与左心室室壁运动幅度正常,室壁收缩增厚率正常,右心室室壁厚约3mm,运动幅度正常。房室间隔无明显回声缺失。右上肺静脉未与左心房连接,开口于上腔静脉距右心房入口约18mm处,余肺静脉与左心房连接正常。三尖瓣环稍增大,前叶、隔叶对合略欠佳,余瓣膜未见明显异常。肺动脉明显增宽,主动脉弓降部无明显异常。

多普勒检查:右上肺静脉血流经上腔静脉回流入右心房。未探及明显心房或心室水平分流。三尖瓣少量反流,估算肺动脉收缩压为40mmHg。见图21-1。

【超声诊断】先天性心脏病;部分型肺静脉异位引流(右上肺静脉连接上腔静脉);轻度肺动脉高压,请结合右心导管检查结果。

【超声诊断依据】本病例于常规标准切面可观察到右心增大,而并无房间隔缺损。剑突下双心房切面显示上腔静脉回流增多,提示可能存在肺静脉异位引流入上腔静脉。高位胸骨旁切面证实上腔静脉异常血流汇入,进而确诊部分型肺静脉异位引流入上腔静脉。部分型肺静脉异位引流也产生类似于房间隔缺损的左向右分流效应,单支肺静脉异位引流分流量不大且常规切面不易显示,超声诊断部分型肺静脉异位引流相对困难,通过寻找异位引流肺静脉在右心房侧的入口血流来证实或除外肺静脉异位引流的诊断更为清晰明了。上腔型肺静脉异位引流需要观察异位引流的肺静脉有无梗阻,开口距右心房入口的距离,评估肺动脉压力。

【推荐】肺静脉异位引流矫治术。

【病理】无。

【点评】此种类型异位引流路径为右肺静脉-右上腔静脉-右心房,在部分型肺静脉异位引流中占10%~19%。右心扩大、肺动脉增宽、肺动脉压力增高等是肺静脉异位引流的间接征象,超声检查时观察到左向右分流的间接征象而未见间隔缺损,需进一步找寻直接征象,如肺静脉回流入上腔静脉。此外,需要重点排查是否有混合型肺静脉异位引流。

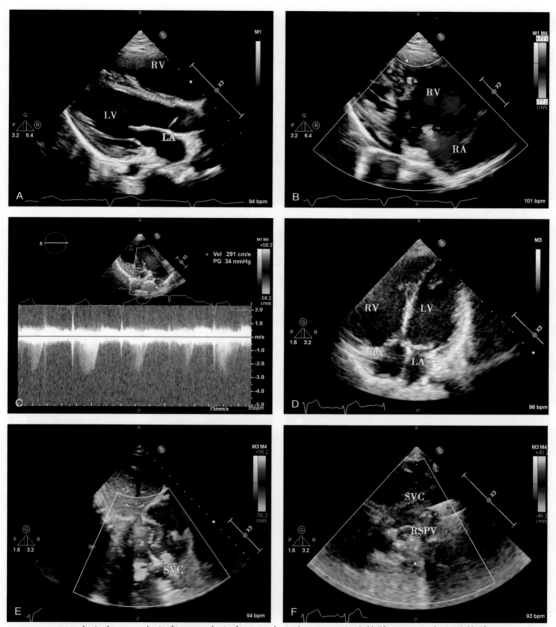

LV. 左心室；LA. 左心房；RA. 右心房；RV. 右心室；SVC. 上腔静脉；RSPV. 右上肺静脉。

图 21-1　患儿超声心动图表现

A. 主动脉长轴切面显示右心房及右心室轻度增大，左心房及左心室内径大致正常；B. 右心室流入道切面显示三尖瓣少量反流；C. 三尖瓣反流频谱估测肺动脉压力增高；D. 四腔心切面显示右心房及右心室增大；E. 剑突下双心房切面显示上腔静脉回流增多；F. 右侧高位胸骨旁切面显示右上肺静脉回流入上腔静脉，上腔静脉增宽，于此处可测量右上肺静脉距右心房入口的距离。

病例 22

【病史】患儿,女,9岁。

【体格检查】身高 149cm,体重 31kg,脉搏 106 次 /min,血压 95/58mmHg,上肢 SpO$_2$ 99%。

【实验室检查】血常规:Hb 125g/L。

【心电图】窦性心律不齐,室内阻滞,V$_1$ 导联 R/S>1,ST-T 改变,心率 84 次 /min。

【X 线】肺血多先天性心脏病;右心房、右心室增大。心胸比例 0.50。

【心血管 CT】先天性心脏病;房间隔缺损(中央型);部分型肺静脉异位引流(心内型)。

【超声心动图】右心房及右心室扩大,左心房及左心室内径正常;室间隔与左心室后壁运动正常,收缩增厚率正常。房间隔顶部缺损 12mm×19mm,右中肺静脉回流入右心房,左侧肺静脉与左心房相连,室间隔延续完整。三尖瓣环扩大,瓣膜闭合欠佳。余瓣膜形态、结构、启闭正常。大动脉关系及发育正常,主动脉弓降部正常。心包腔未见异常。

多普勒检查:心房水平左向右分流,右中肺静脉回流入右心房。二尖瓣微量反流。三尖瓣少量反流,估算肺动脉收缩压为 30mmHg。见图 22-1。

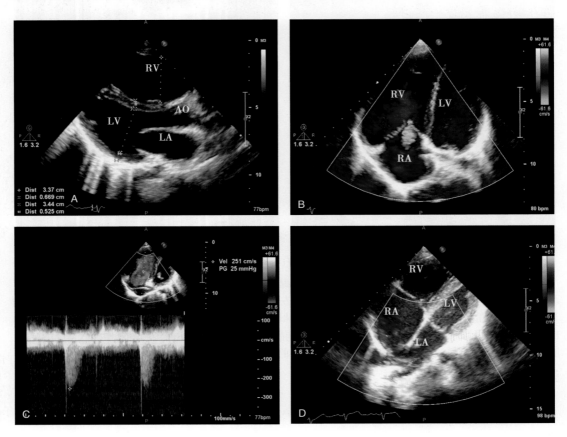

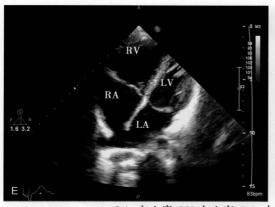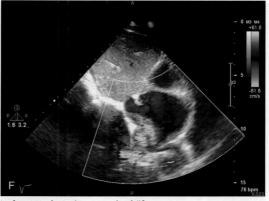

LA. 左心房;LV. 左心室;RA. 右心房;RV. 右心室;AO. 主动脉。

图 22-1　患儿超声心动图表现

A. 左心室长轴切面显示右心房及右心室增大;B. 四腔心切面显示右心房及右心室增大,三尖瓣少量反流;C. 三尖瓣反流频谱估测肺动脉压力;D. 非标准四腔心切面彩色多普勒显示右中肺静脉回流入右心房;E. 二维超声非标准四腔心切面显示房顶部房间隔缺损;F. 剑突下双心房切面彩色多普勒显示心房水平左向右分流。

【超声诊断】先天性心脏病;房间隔缺损(中央型);部分型肺静脉异位引流(心内型)。

【超声诊断依据】本病例左心室长轴切面显示右心房及右心室明显增大,提示存在左向右分流可能。非标准四腔心切面可进一步明确房间隔缺损及肺静脉异位引流至右心房。部分型肺静脉异位引流合并房间隔缺损时,分流量较单纯房间隔缺损或部分型肺静脉异位引流大。此类部分型肺静脉异位引流可于斜四腔心切面直接观察到肺静脉回流途径,相对不易漏诊和误诊。

【推荐】肺静脉异位引流矫治术,房间隔缺损修补术。

【病理】无。

【点评】此种类型异位引流路径为右肺静脉 - 右心房,在部分型肺静脉异位引流中占68.7%~83%。择期手术前建议进一步行 CT 检查,常规排查是否有混合型肺静脉异位引流。

病例 23

【病史】患儿,女,2 岁。2 个月前体检发现心脏发育异常。

【体格检查】身长 89cm,体重 12kg,脉搏 110 次 /min,血压 86/46mmHg,上肢 SpO_2 99%。

【实验室检查】血常规:Hb 122g/L。

【心电图】窦性心律,心率 105 次 /min。

【X 线】两肺血增多,未见实变,肺动脉段饱满,右心房、右心室增大。心胸比例 0.48。

【心血管 CT】先天性心脏病;部分心内型肺静脉异位引流(左侧肺静脉引流入冠状静脉窦);肺动脉扩张;右心增大。

【超声心动图】右心房及右心室增大,左心房及左心室内径在正常范围。室间隔与左心室室壁运动正常,室壁收缩增厚率正常。左侧肺静脉未与左心房连接,汇入增宽的冠状静脉窦,冠状静脉窦内径约 12mm;右侧肺静脉回流入左心房。房室间隔连续完整。三尖瓣环扩张,瓣叶无异常,余瓣膜未见明显异常。肺动脉增宽,主动脉弓降部及其他结构无明显异常。大动脉关系、内径正常。心包腔未见异常。

多普勒检查:冠状静脉窦回流量增大,三尖瓣与肺动脉血流量增大。三尖瓣少量反流。见图 23-1。

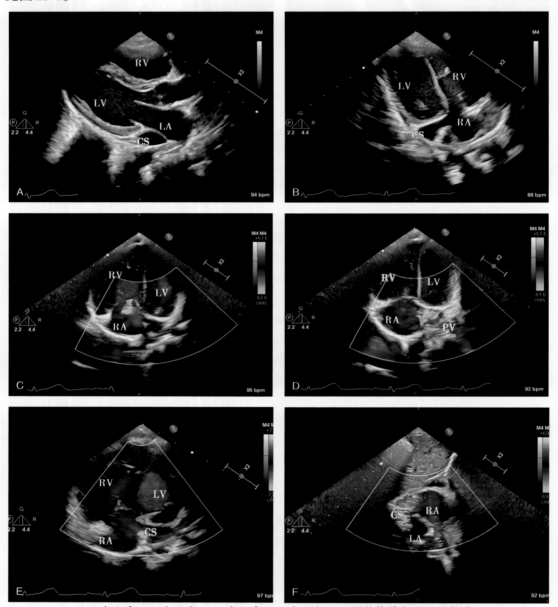

LA. 左心房;LV. 左心室;RA. 右心房;RV. 右心室;CS. 冠状静脉窦;PV. 肺静脉。

图 23-1 患儿超声心动图表现

A. 左心室长轴切面显示右心房及右心室增大;B. 非标准右心室流入道切面显示冠状静脉窦增宽;C. 四腔心切面显示右心房及右心室增大,彩色多普勒显示三尖瓣少量反流;D、E. 四腔心切面向后扫查可见左侧肺静脉回流入冠状静脉窦,冠状静脉窦血流增加;F. 剑突下双心房切面显示冠状静脉窦血流量增加。

【超声诊断】先天性心脏病；部分型肺静脉异位引流（左侧肺静脉引流入冠状静脉窦）；三尖瓣少量反流。

【超声诊断依据】本病例于常规左心室长轴切面即可观察到右心增大，冠状静脉窦明显增宽，提示存在异常血流汇入冠状静脉窦，并存在左向右分流。四腔心切面向后扫查冠状静脉窦，彩色多普勒可观察到左侧肺静脉连接增宽的冠状静脉窦，此处血流量增加，回流入右心房。胸骨上窝扫查未发现合并永存左上腔静脉。

【推荐】肺静脉异位引流矫治术。

【病理】无。

【点评】此种类型异位引流路径为左肺静脉 - 冠状静脉窦 - 右心房，在部分型肺静脉异位引流中占 3%~14.3%。冠状静脉窦扩张且其内血流速度较快，而未合并永存左上腔静脉，可提示诊断。

病例 24

【病史】患儿，女，3 个月 25 日龄。体检发现心脏杂音，全身发绀 1 个月。

【体格检查】身长 58cm，体重 6.2kg，脉搏 136 次 /min，血压 90/50mmHg，上肢 SpO$_2$ 88%。

【实验室检查】血常规：Hb 163g/L，余无异常。

【心电图】窦性心律，心率 135 次 /min，不完全性右束支传导阻滞伴右心房、右心室大可能。

【X 线】心影饱满，双肺纹理增多。

【心血管 CT】完全性肺静脉异位连接（心上型）；卵圆孔未闭；见图 24-1。

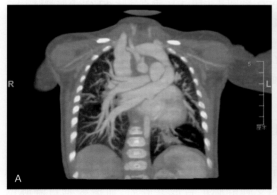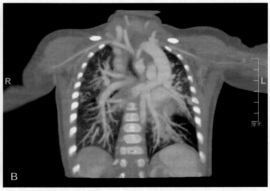

图 24-1 患儿 CT 表现
CT 血管造影（CTA）重建显示肺静脉回流（A、B）。

【超声心动图】右心房、右心室显著增大，左心房、左心室相对小，左心室收缩活动正常。可见四支肺静脉汇合成共腔后，血流经垂直静脉上行依次进入左无名静脉、右上腔静脉、右心房,垂直静脉内径 0.71cm,流速 132cm/s。主动脉无增宽。肺动脉增宽,瓣膜开放活动尚可,前向流速 230cm/s。二尖瓣轻度反流,反流束宽 0.24cm;三尖瓣轻度反流,反流束宽 0.25cm,流速 394cm/s,压差 62mmHg。卵圆孔未闭,右向左分流,分流束宽 0.35cm。左位主动脉弓,未见动脉导管开放。见图 24-2。

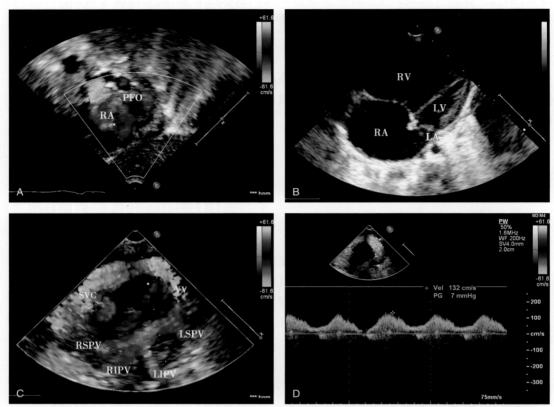

LA. 左心房;LV. 左心室;RA. 右心房;RV. 右心室;PFO. 卵圆孔未闭;VV. 垂直静脉;SVC. 上腔静脉;
RSPV. 右上肺静脉;RIPV. 右下肺静脉;LSPV. 左上肺静脉;LIPV. 左下肺静脉。

图 24-2　患儿超声心动图表现

A. 剑突下切面显示右心房明显增大,卵圆孔未闭,右向左分流;B. 四腔心切面显示右心房、右心室增大,左心房、左心室缩小;C. 可见四支肺静脉汇合成共腔后,血流经垂直静脉依次上行至左无名静脉、右上腔静脉;D. 频谱多普勒显示垂直静脉流速为 132cm/s。

【超声诊断】完全性肺静脉异位连接(心上型);卵圆孔未闭;二、三尖瓣轻度反流;重度肺动脉高压。

【超声诊断依据】二维超声发现右心房、右心室增大,未显示左心房内肺静脉切迹,可见左心房上方与肺静脉共汇。彩色多普勒显示四支肺静脉汇合成共腔后,血流经垂直静脉依次上行至左无名静脉、右上腔静脉、右心房,垂直静脉为红色上行的连续性血流,脉冲多普勒测量垂直静脉流速为 132cm/s,可见左无名静脉增粗。卵圆孔未闭右向左分流成为左心及体循环的唯一血液来源。左心房、左心室由于前负荷明显降低,导致心腔变小。右心房、右心室前负荷明显增高,导致右心腔增大。肺动脉容量负荷增加导致肺动脉高压,三尖瓣出现轻度反流,测量跨三尖瓣压差为 62mmHg,加上估测的右心房压 10mmHg,超声估测肺动脉收缩压为 72mmHg。因此诊断为完全性肺静脉异位连接(心上型),卵圆孔未闭,重度肺动脉高压,三尖瓣轻度反流。

【推荐】完全性肺静脉异位连接纠治术。

【病理】无。

【点评】患儿出生后出现心脏杂音,全身发绀,首先怀疑先天性心脏病。X 线显示肺血增多,超声心动图显示右心房、右心室大,左心房、左心室小,心房水平右向左分流,首先考虑肺静脉异位连接。由于卵圆孔未闭是左心和体循环的唯一血液来源,房间隔孔道太小会导致左心血液匮乏,造成肺循环血太多,体循环血太少,属于心血管急重症,抢救不及时会导致患儿死亡。本例完全性肺静脉异位连接,卵圆孔分流孔径小,肺循环压力极高,患儿随时会因为急性左心衰竭死亡,具有急诊手术的指征。

病例 25

【病史】患儿,女,3 日龄。体检发现心脏杂音。

【体格检查】身长 50cm,体重 2.5kg,脉搏 130 次 /min,血压 71/48mmHg,上肢 SpO$_2$ 90%。

【实验室检查】血常规:Hb 155g/L,余无异常。

【心电图】窦性心律,心率 128 次 /min,余无异常。

【X 线】心影增大,双肺纹理增多。

【心血管 CT】完全性肺静脉异位连接(心下型);卵圆孔未闭。见图 25-1。

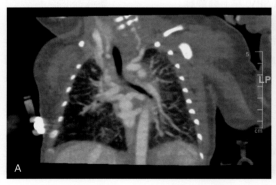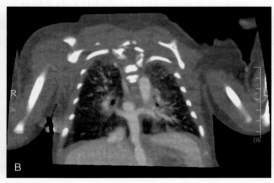

图 25-1 患儿 CT 表现
CTA 重建显示肺静脉回流(A、B)。

【超声心动图】右心房、右心室显著增大,右心室室壁增厚,左心房、左心室相对小,左心室收缩活动正常。可见四支肺静脉汇合成共腔后,血流经垂直静脉下行,穿横隔与肝内门静脉系统相交通,随后血液经下腔静脉回流入右心房;垂直静脉内径 0.64cm,穿隔后 0.40cm,流速 155cm/s。主动脉无增宽。肺动脉增宽,总干内径 1.16cm,瓣膜开放活动可。三尖瓣轻度反流,反流束宽 0.20cm,流速 359cm/s,压差 52mmHg。卵圆孔未闭,右向左分流,开口 0.56cm。左位主动脉弓。动脉导管未闭,肺动脉端约 0.10cm,细束双向分流。见图 25-2。

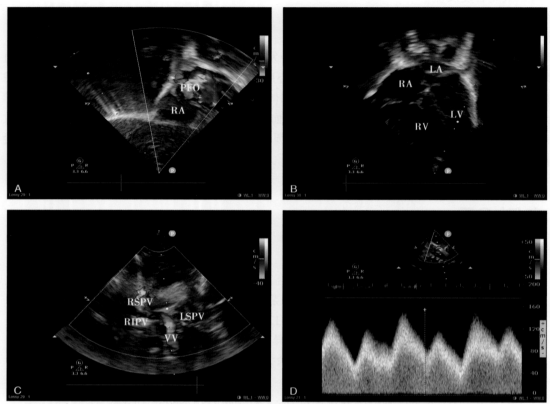

LA. 左心房;LV. 左心室;RA. 右心房;RV. 右心室;PFO. 卵圆孔未闭;VV. 垂直静脉;RSPV. 右上肺静脉;
RIPV. 右下肺静脉;LSPV. 左上肺静脉。

图 25-2 患儿超声心动图表现
A. 剑突下切面显示右心房明显增大,卵圆孔未闭,右向左分流;B. 四腔心切面显示右心房、右心室增大,左心房、左心室减小;C. 可见三支肺静脉汇合成共腔后,血流经垂直静脉下行;D. 频谱多普勒显示垂直静脉流速为 155cm/s。

【超声诊断】完全性肺静脉异位连接(心下型);卵圆孔未闭;动脉导管未闭;三尖瓣轻度反流;重度肺动脉高压。

【超声诊断依据】二维超声发现右心房、右心室增大,未显示左心房内肺静脉切迹,并发现下腔静脉内径增宽。彩色多普勒显示四支肺静脉汇合成共腔后,血流经垂直静脉下行,穿横隔与肝内门静脉系统相交通,血液后经下腔静脉回流入右心房。频谱多普勒测量垂直静脉流速为 155cm/s。卵圆孔未闭右向左分流成为左心房血液的唯一来源。左心房、左心室由于前负荷明显降低,导致心腔变小。右心房、右心室前负荷明显升高,导致右心腔增大,肺动脉容量负荷增加导致肺动脉高压,三尖瓣出现轻度反流。测量反流压差为 52mmHg,加上估测的右心房压10mmHg,超声估测肺动脉收缩压为 62mmHg。大动脉水平出现双向分流。因此诊断为完全性肺静脉异位连接(心下型),重度肺动脉高压,三尖瓣轻度反流,卵圆孔未闭,动脉导管未闭。

【推荐】完全性肺静脉异位连接纠治术。

【病理】无。

【点评】患儿出生后出现心脏杂音,考虑先天性心脏病可能。X 线提示心影增大,双肺纹理增多,心脏超声检查发现完全性肺静脉异位连接(心下型)。心下型肺静脉异位连接回流途径复杂,容易发生肺静脉回流受阻,死亡率高,容易漏诊。受阻部位常发生于穿过食管裂孔处或位于下行的垂直静脉与门静脉连接处。该例患儿为完全性肺静脉异位连接(心下型),出现 SpO_2 下降,由于房间隔分流孔径较小,容易出现低心排血量综合征,导致病情迅速恶化至多脏器衰竭,必须及时手术。

病例 26

【病史】患儿,女,1 月龄。出生后发现未吸氧情况下 SpO_2 80%~85%。

【体格检查】身长 60cm,体重 6.2kg,脉搏 149 次 /min,血压 91/55mmHg,上肢 SpO_2 82%。

【实验室检查】血常规:Hb 110g/L,余无异常。

【心电图】窦性心律,心率 120 次 /min,QRS 波时限 80ms,余无异常。

【X 线】双肺淤血,右心房增大。心胸比例 0.55。

【心血管 CT】无。

【超声心动图】右心房、右心室显著增大,右心室室壁增厚,左心房、左心室相对小,左心室收缩活动正常。可见四支肺静脉汇合成共腔后,血液经扩大的冠状静脉窦流入右心房,冠状静脉窦开口内径 1.01cm,肺静脉流速 118cm/s。主动脉无增宽。肺动脉增宽,总干内径 1.34cm,瓣膜开放活动可。三尖瓣轻度反流,反流束宽 0.20cm,流速 338cm/s,压差 46mmHg。卵圆孔未闭,右向左分流,开口 0.41cm。左位主动脉弓,未见动脉导管开放。见图 26-1。

【超声诊断】完全性肺静脉异位连接(心内型);卵圆孔未闭;三尖瓣轻度反流;中度肺动脉高压。

【超声诊断依据】二维超声未显示左心房内肺静脉切迹,并在剑突下及四腔心切面发现冠状静脉窦明显增宽。彩色多普勒显示四支肺静脉汇合成共腔,血液经扩张的冠状静脉窦回流入右心房。卵圆孔未闭右向左分流成为左心房血液的唯一来源。左心房、左心室由于前负荷明显减少,导致心腔变小。右心房、右心室前负荷明显增高,导致右心腔增大,肺动脉容量负荷增加导致肺动脉高压,三尖瓣出现轻度反流。测量反流压差为 46mmHg,加上估测的右心房压 10mmHg,超声估测肺动脉收缩压为 56mmHg。因此诊断为完全性肺静脉异位连接(心内型),中度肺动脉高压,三尖瓣轻度反流,卵圆孔未闭。

【推荐】完全性肺静脉异位连接纠治术。

【病理】无。

【点评】患儿出生后出现 SpO_2 降低,X 线提示右心房增大,首先考虑先天性心脏病。心脏超声检查发现心内型完全性肺静脉异位连接。扩张的冠状静脉窦是本病的诊断要点,要注意与冠状静脉窦口狭窄和永存左上腔静导致的冠状静脉窦增宽相鉴别。有时扩张的静脉窦被误认为原发孔型房间隔缺损,二者病理生理状态和对患儿的影响不同,需要注意鉴别。本例患儿卵圆孔未闭是左心和体循环的唯一血液来源,由于房间隔孔道太小会导致左心血匮乏,造成肺循环血太多,体循环血太少,属于心血管急重症,具有急诊手术的指征。

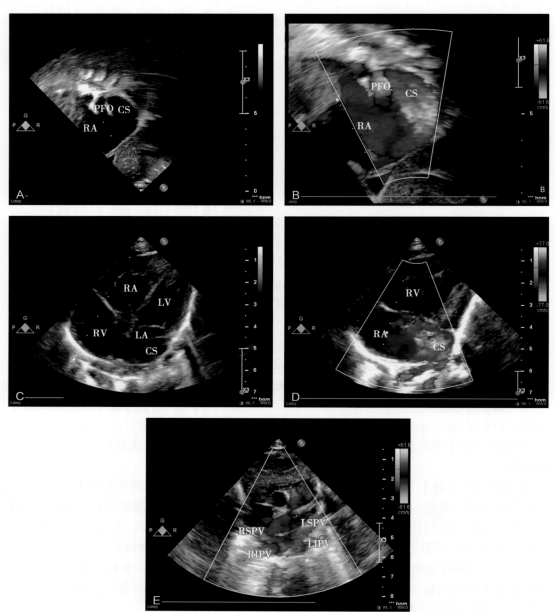

LA. 左心房;LV. 左心室;RA. 右心房;RV. 右心室;PFO. 卵圆孔未闭;RSPV. 右上肺静脉;
RIPV. 右下肺静脉;LSPV. 左上肺静脉;LIPV. 左下肺静脉。

图 26-1　患儿超声心动图表现

A. 剑突下切面显示右心房明显增大,冠状静脉窦明显增宽,可见卵圆孔结构;B. 剑突下切面显示卵圆孔右向左分流,增宽的冠状静脉窦血流入右心房;C. 四腔心切面显示右心房、右心室增大,左心房、左心室小,冠状静脉窦明显增宽;D. 肺静脉血液经冠状静脉窦流入右心房;E. 四根肺静脉汇合成共腔。

病例 27

【病史】患儿,女,4日龄。吃奶后青紫。

【体格检查】身长 50cm,体重 2.95kg,脉搏 137 次/min,血压 61/34mmHg,上肢 SpO_2 93%。

【实验室检查】血常规:Hb 145g/L,余无异常。

【心电图】窦性心律,心率 140 次/min。

【X 线】心影饱满,双肺纹理增多。

【心血管 CT】完全性肺静脉异位连接(混合型);Ⅱ孔型房间隔缺损。见图 27-1。

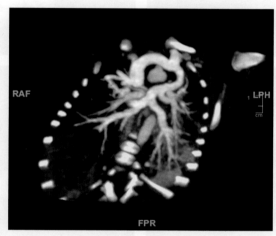

图 27-1　患儿 CT 表现

CTA 重建显示肺静脉回流。

【超声心动图】右心房、右心室显著增大,右心室室壁增厚,左心房、左心室小,左心室收缩活动正常。右下肺静脉、左上肺静脉及左下肺静脉汇合成共腔后,血流经垂直静脉依次上行至左无名静脉、右上腔静脉、右心房,垂直静脉最窄处内径 0.34cm,流速 183cm/s;右上肺静脉直接汇入右上腔静脉,开口 0.26cm,流速 128cm/s。主动脉无增宽。肺动脉增宽,瓣膜开放活动可。三尖瓣轻度反流,反流束宽 0.22cm,流速 390cm/s,压差 61mmHg。Ⅱ孔型房间隔缺损,右向左分流,分流束宽 0.55cm。左位主动脉弓。见图 27-2。

【超声诊断】完全性肺静脉异位连接(混合型);Ⅱ孔型房间隔缺损;三尖瓣轻度反流;重度肺动脉高压。

【超声诊断依据】二维超声显示右心房、右心室增大,未显示左心房内肺静脉切迹,左心房上方可见肺静脉共汇。彩色多普勒显示右下肺静脉、左上肺静脉及左下肺静脉汇合成共腔后,血流经垂直静脉依次上行至左无名静脉、右上腔静脉、右心房;右上肺静脉直接汇入右上腔静脉;心房水平为右向左分流。由于左心房、左心室前负荷明显减小,导致心腔变小。右心房、右心室前负荷明显增高,导致右心腔增大,肺动脉容量负荷增加导致肺动脉高压,三尖瓣出现轻度反流。测量反流压差 60mmHg,加上估测的右心房压 10mmHg,超声估测肺动脉收缩压 70mmHg。因此诊断为完全性肺静脉异位连接(混合型),引发重度肺动脉高压,三尖瓣轻度反流,房间隔缺损。

【推荐】完全性肺静脉异位连接纠治术。

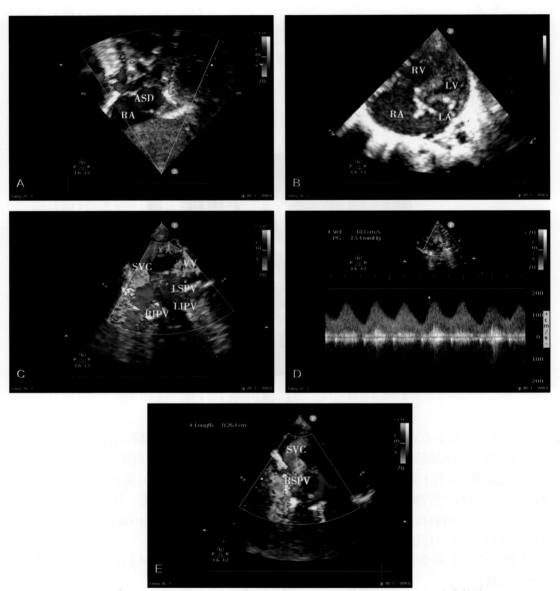

LA. 左心房;LV. 左心室;RA. 右心房;RV. 右心室;PFO. 卵圆孔未闭;VV. 垂直静脉;
RSPV. 右上肺静脉;RIPV. 右下肺静脉;LSPV. 左上肺静脉;LIPV. 左下肺静脉。

图 27-2　患儿超声心动图表现

A. 剑突下切面显示右心房明显增大,房间隔缺损,右向左分流;B. 四腔心切面显示右心房、右心室增大,左心房、左心室减小;C. 可见三支肺静脉汇合成共腔后,血流经垂直静脉依次上行至左无名静脉、右上腔静脉;D. 频谱多普勒显示垂直静脉流速 183cm/s;E. 右上肺静脉直接汇入右上腔静脉。

【病理】无。

【点评】患儿出生后发现经皮血氧饱和度低,全身发绀,首先怀疑先天性心脏病。X线显示肺血增多,超声心动图显示右心房、右心室大,左心房、左心室小,心房水平右向左分流,首先考虑是否存在肺静脉异位连接。混合型肺静脉异位引流回流途径复杂,容易漏诊和误诊,手术难度大。本例患儿房间隔缺损孔径较小,左心血匮乏,肺循环血太多,体循环血太少,且垂直静脉有一定梗阻,导致肺循环压力极高,属于心血管急重症,抢救不及时会导致患儿死亡,具有急诊手术的指征。

病例 28

【病史】患儿,男,6日龄。出生后发现 SpO_2 90%。

【体格检查】身长50cm,体重2.95kg,脉搏160次/min,血压93/48mmHg,上肢 SpO_2 93%。

【实验室检查】血常规:Hb 79g/L,余无异常。

【心电图】窦性心动过速,心率167次/min。

【X线】心影饱满,双肺纹理增多。

【心血管CT】完全性肺静脉异位连接(心下型梗阻型);Ⅱ孔型房间隔缺损。见图28-1。

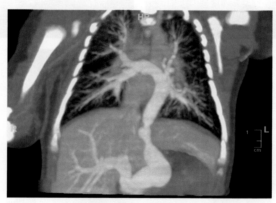

图 28-1　患儿 CT 表现
CTA 重建显示肺静脉回流。

【超声心动图】右心房、右心室显著增大,右心室室壁增厚,左心房、左心室相对小,左心室收缩活动正常。肺静脉汇合成共腔后,血流经垂直静脉下行,穿横隔与门静脉相连接后,血液依次流经肝静脉、下腔静脉、右心房,垂直静脉过隔处最窄处内径0.27cm,流速210cm/s,过隔后部分呈瘤样扩张。主动脉无增宽。肺动脉增宽,瓣膜开放活动可。三尖瓣轻度反流,反流束宽0.29cm,流速430cm/s,压差74mmHg。Ⅱ孔型房间隔缺损,右向左分流,分流束宽0.53cm。左位主动脉弓。见图28-2。

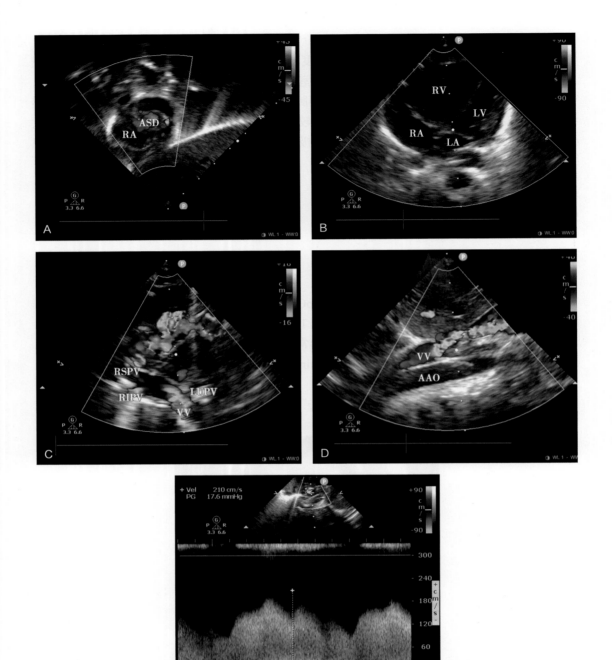

LA. 左心房；LV. 左心室；RA. 右心房；RV. 右心室；ASD. 房间隔缺损；VV. 垂直静脉；
AAO. 升主动脉；RSPV. 右上肺静脉；RIPV. 右下肺静脉；LSPV. 左上肺静脉。

图 28-2　患儿超声心动图表现

A. 剑突下切面显示右心房明显增大，房间隔缺损，右向左分流；B. 四腔心切面显示右心房、右心室增大，左心房、左心室减小；C. 可见三支肺静脉汇合成共腔后，血流经垂直静脉下行；D. 垂直静脉过横隔处狭窄；E. 频谱多普勒显示垂直静脉流速为 210cm/s。

【超声诊断】先天性心脏病；完全性肺静脉异位连接（心下型梗阻型）；Ⅱ孔型房间隔缺损（中央型）；三尖瓣轻度反流；重度肺动脉高压。

【超声诊断依据】二维超声右心房、右心室增大，未显示左心房内肺静脉切迹，腔静脉内径增宽。彩色多普勒显示四支肺静脉汇合成共腔后，血流经垂直静脉下行，穿横隔与肝内门静脉系统相交通后，经下腔静脉回流入右心房。垂直静脉过隔处狭窄，频谱多普勒测量垂直静脉流速为 2.10m/s。房间隔缺损右向左分流成为左心房血液的唯一来源。左心房、左心室由于前负荷明显降低，导致心腔变小。右心房、右心室前负荷明显增高，导致右心腔增大，肺动脉容量负荷增加导致肺动脉高压，三尖瓣出现轻度反流，测量反流压差为 74mmHg，加上估测的右心房压 10mmHg，超声估测肺动脉收缩压为 84mmHg。因此诊断为完全性肺静脉异位连接（心下型梗阻型），重度肺动脉高压，三尖瓣轻度反流，卵圆孔未闭。

【推荐】完全性肺静脉异位连接纠治术。

【病理】无。

【点评】患儿出生后 SpO_2 下降，X 线提示心影饱满，双肺纹理增多，考虑先天性心脏病。心脏超声检查发现心下型完全性肺静脉异位连接。该例患儿肺静脉回流入右心房，但出现梗阻，造成肺静脉淤血，肺动脉压力增高，由于垂直静脉过隔，所以吞咽、哭吵时可加重青紫。肺静脉梗阻会导致进行性缺氧，该例患儿房间隔缺损分流较小，体循环低灌注和进行性血流动力学衰竭，进而出现进行性代谢性酸中毒，病死率极高，具有急诊手术指征。

病例 29

【病史】患儿，男，5 周龄。气促，呼吸困难 10 余天。

【体格检查】身长 65cm，体重 4.2kg，脉搏 115 次/min，血压 80/40mmHg，上肢 SpO_2 90%。

【实验室检查】血常规：Hb 110g/L，余无异常。

【心电图】窦性心律，心率 120 次/min，QRS 波时限 80ms，余无异常。

【X 线】双肺淤血，右心房增大。心胸比例 0.55。

【心血管 CT】无。

【超声心动图】右心房、右心室扩大，左心房轻度增大，左心室内径减小。室间隔与左心室室壁厚度正常，运动幅度正常。左心房中部隔膜增生，将心房分为上下两腔，隔膜中央仅残留 2mm 交通口。四支肺静脉均连接上方高压腔。房间隔卵圆孔未闭，开口的左心房面位于低压腔内。室间隔延续完整。三尖瓣环扩张，瓣叶结构无异常，功能性对合不良，余瓣膜结构、启闭正常。肺动脉增宽。主动脉弓降部未见明显异常。心包无异常。

多普勒检查：左心房内隔膜交通口处探及连续性微细血流通过，流速 190cm/s。三尖瓣中量反流，反流速度 484cm/s，估测肺动脉收缩压为 98.7mmHg。卵圆孔右向左分流。见图 29-1。

【超声诊断】先天性心脏病；左心房三房心（梗阻型）；卵圆孔未闭；三尖瓣中量反流；重度肺循环高压。

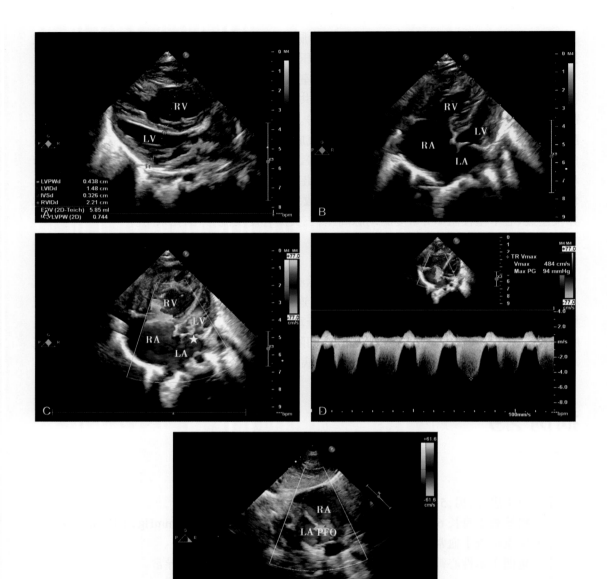

LA. 左心房；LV. 左心室；RA. 右心房；RV. 右心室；PFO. 卵圆孔未闭。

图 29-1 患儿超声心动图表现

A. 左心室长轴切面显示右心室增大，左心室减小，室间隔向左心室侧偏移；B. 四腔心切面显示右心室增大，左心室减小，左心房内隔膜将左心房分为两腔，隔膜上有小分流口；C. 左心房副房血液经小分流口流入真房，血流束细小，加速（星标处）；D. 三尖瓣反流压差显著增高，提示肺循环重度梗阻，肺循环高压；E. 剑突下双心房切面彩色血流显示卵圆孔右向左分流。

【超声诊断依据】二维超声显示左心房内明确有隔膜将心房分为上下两个腔，隔膜中央交通口径小。彩色多普勒显示交通口处血流加速，频谱多普勒测量流速为190cm/s。左心室因舒张末期前负荷降低，腔径变小，左心房因中部梗阻，高压腔部分腔径变大。左心房高压导致肺静脉高压，进而导致肺动脉高压，统称为肺循环高压。右心室后负荷增高导致右心室腔增大,三尖瓣出现中量反流。测量反流压差为 93.7mmHg,加上估测的右心房压 5mmHg,超声估测肺动脉收缩压为 98.7mmHg。因此诊断为梗阻性左心房三房心,引发重度肺循环高压,三尖瓣中量反流。

【推荐】急诊左心房三房心矫治术(隔膜切除)。

【病理】无。

【点评】患儿 1 月龄时即出现呼吸困难。心脏超声检查发现左心房内有明确的隔膜,造成心房内血流梗阻。梗阻型的左心房三房心会造成类似于重度二尖瓣狭窄的血流动力学结果,属于心血管急重症,抢救不及时会导致患儿死亡。运用三尖瓣反流估测肺动脉收缩压可以间接判断梗阻的轻重,梗阻越重,肺循环压力越高,患儿情况越危急。本例三房心即为重度梗阻,分流口径小,肺循环压力极高,随时会因为急性左心衰竭死亡,具有急诊手术的指征。

病例 30

【病史】患儿,男,14 岁。出生 40 天体检时听诊发现心脏杂音。

【体格检查】身高 145cm,体重 36kg,脉搏 77 次 /min,血压 99/65mmHg,上肢 SpO_2 98%。

【实验室检查】尿比重 1.031,余无异常。

【心电图】窦性心律不齐,完全性右束支传导阻滞。

【X 线】右心增大,心胸比例 0.44。

【心血管 CT】右心房、右心室增大。

【超声心动图】右心扩大,左心房、左心室腔内径在正常范围。室间隔及左右心室室壁厚度正常,收缩幅度正常。房室间隔连续完整。三尖瓣环收缩期位移 20mm,前叶冗长,活动度可,隔叶下移约 12mm,后叶下移约 13mm,隔叶及后叶可见异常腱索附着于室壁,瓣叶发育可,关闭不良,余瓣膜形态、结构、启闭未见异常。大动脉关系及发育正常。心包腔未见异常。

多普勒检查:三尖瓣少中量反流。见图 30-1。

【超声诊断】三尖瓣下移畸形,三尖瓣少中量反流。

【超声诊断依据】三尖瓣隔叶下移 12mm,后叶下移 13mm,前叶稍冗长,小部分房化右心室,三个瓣叶发育可,三尖瓣少中量反流,右心室收缩功能正常。

【推荐】三尖瓣成形,部分折叠房化右心室。

【病理】无。

【点评】三尖瓣前叶稍冗长,隔叶与后叶发育尚可,轻度下移,三个瓣叶均有较好的活动度,瓣叶对合错位导致少中量反流。该病例具备较好的瓣叶条件,右心室大小与收缩功能均正常,可以获得较好的治疗效果,综合考虑为 A 型三尖下移畸形。

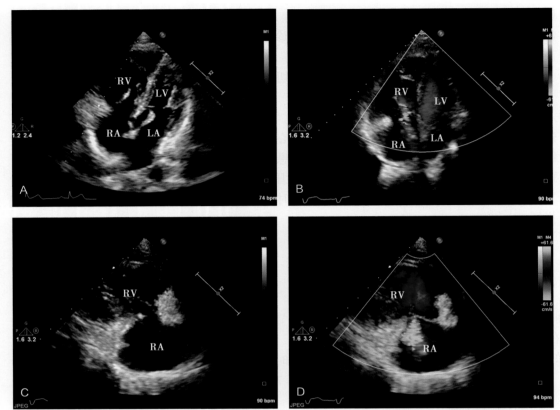

LA. 左心房；LV. 左心室；RA. 右心房；RV. 右心室。

图 30-1　患儿超声心动图表现

A. 四腔心切面显示三尖瓣隔叶轻度下移，瓣叶发育可，前叶稍冗长；B. 四腔心切面彩色血流显示少中量反流；C. 右心室流入道切面显示三尖瓣后叶轻度下移，瓣叶发育可；D. 右心室流入道切面彩色血流显示少中量反流。

病例 31

【病史】患者，女，36 岁。出现活动后胸闷、气短。

【体格检查】身高 153cm，体重 50kg，脉搏 72 次/min，血压 113/81mmHg，上肢 SpO₂ 98%。

【实验室检查】活化部分凝血活酶时间（activated partial thromboplastin time，APTT）56.1 秒；N 末端 B 型利钠肽前体（amino-terminal pro-B-type natriuretic peptide，NT-proBNP）192.1pg/ml；Hb 153g/L；血细胞压积（hematocrit，HCT）45.4%，余无异常。

【心电图】无。

【X 线】右心增大，心胸比例 0.59。

【心血管 CT】右心房、右心室明显增大，三尖瓣前叶冗长，隔叶、后叶附着点向心尖部移位,致部分右心室房化。考虑先天性心脏病:三尖瓣下移畸形。

【超声心动图】右心房、右心室明显增大,左心室内径较小。房间隔卵圆孔回声分离约3mm。室间隔延续完整。三尖瓣隔叶附着点向心尖部移位,后叶瓣体稍长,呈螺旋下移,最远约26mm,隔叶螺旋下移最远约34mm,瓣叶形态异常,部分瓣体与室间隔粘连;部分右心室房化;前叶附着点未见明显移位,瓣叶较冗长,瓣膜与右心室室壁部分粘连,活动轻度受限;三尖瓣叶关闭不良。余瓣膜形态、启闭未见明显异常。大动脉关系及发育正常,主动脉弓降部内径正常。

多普勒检查:收缩期三尖瓣大量反流。心房水平微量分流。见图31-1。

【超声诊断】先天性心脏病;三尖瓣下移畸形(B型);三尖瓣大量反流;卵圆孔未闭。

【超声诊断依据】三尖瓣前叶稍冗长,活动轻度受限,隔叶、后叶发育可,向心尖部位下移,活动度尚可,三个瓣叶均与室壁有少许粘连,房化右心室约占右心室的50%,三尖瓣大量反流,右心室收缩功能正常。

【推荐】三尖瓣成形术。

【病理】无。

【点评】该病例三尖瓣前叶稍冗长,隔叶与后叶均发育尚可,三个瓣叶与室壁部分粘连,前叶活动度轻度受限,隔叶与后叶活动度可,瓣膜对合缘足够,右心室收缩功能正常,但房化右心室占右心室比例较大,约50%,三尖瓣大量反流,考虑B型三尖瓣下移畸形,预估有较好的三尖瓣成形术效果。

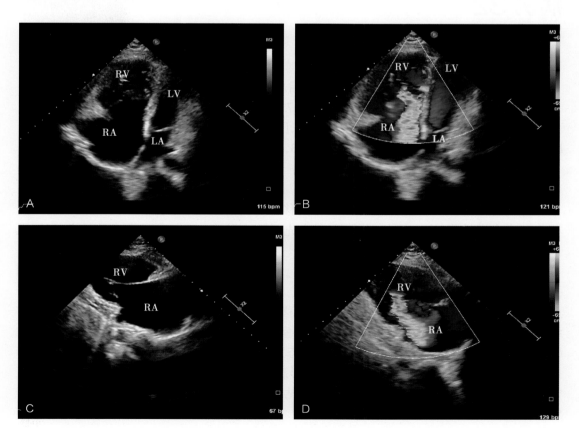

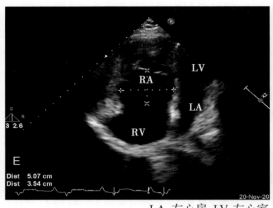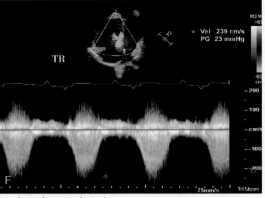

LA. 左心房；LV. 左心室；RA. 右心房；RV. 右心室。

图 31-1　患者超声心动图表现

A. 四腔心切面显示右心房、右心室增大，左心室减小，三尖瓣隔叶下移，前叶冗长；B. 四腔心切面显示三尖瓣大量反流；C. 右心室流入道切面显示后叶下移；D. 右心室流入道切面显示三尖瓣大量反流；E. 四腔心切面显示房化右心室大小 35mm×51mm（左右径 × 上下径）；F. 三尖瓣反流速度 239cm/s，根据肺动脉反流估测肺动脉收缩压为 33mmHg（估测右心房压为 10mmHg）。

病例 32

【病史】患者，女，50 岁。剧烈体力活动后出现心悸、胸闷。

【体格检查】身高 158cm，体重 53kg，脉搏 75 次 /min，血压 165/106mmHg，上肢 SpO_2 90%。

【实验室检查】凝血酶原时间（PT）13.1 秒，国际标准化比值 1.21，总胆红素（TB）22.4μmol/L，Hb 153g/L，NT-proBNP 145.9pg/ml。尿比重 1.033，尿沉渣细菌检查 218.3μl。余无异常。

【心电图】无。

【X 线】右心增大。

【心血管 CT】局部室间隔向左心室偏移，隔叶向心尖部下移，致部分右心室房化，右心室流出道扩张，左心室相对偏小，考虑先天性心脏病：三尖瓣下移畸形可能，卵圆孔未闭。

【超声心动图】右心房、右心室明显增大。左心房、左心室内径明显减小。房间隔卵圆孔处回声分离约 2mm；室间隔延续完整，中上段轻度凸向左心室。三尖瓣后叶和隔叶附着点向心尖部移位，后叶运动幅度明显减小，下移约 47mm，隔叶较短活动度稍好，呈螺旋下移约 36mm；瓣叶发育及形态异常；大部分右心室房化，大小约 52mm×51mm，约占右心室的 65%；前叶附着点未见明显移位，但瓣叶形态冗长呈篷帆样改变，部分瓣叶受细小腱索牵拉，活动受限，三尖瓣叶关闭不良。余瓣膜形态、结构、启闭未见明显异常。大动脉关系正常，主动脉窦部内径增宽，主动脉弓降部未见异常。下腔静脉内径约 17mm；塌陷率小于 50%。

多普勒检查:收缩期三尖瓣极大量反流。心房水平双向分流。见图 32-1。

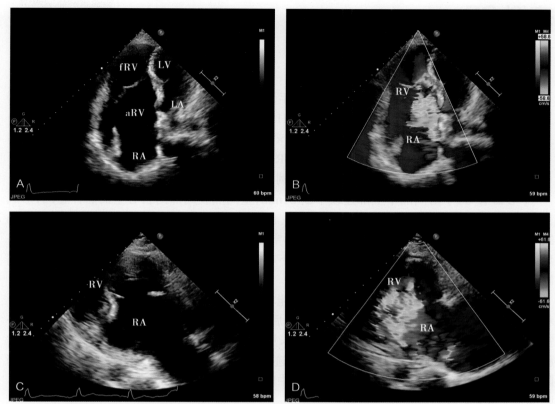

LA. 左心房;LV. 左心室;RA. 右心房;RV. 右心室;fRV. 功能右心室;aRV. 房化右心室。

图 32-1 患者超声心动图表现

A. 四腔心切面显示房化右心室明显,前叶腱索牵拉,隔叶粘连,发育差;B. 四腔心切面彩色血流显示三尖瓣大量反流;C. 右心室流入道切面显示三尖瓣后叶发育差,后叶短小,前叶与后叶明显闭合不拢;D. 前叶与后叶之间极大量反流。

【超声诊断】先天性心脏病;三尖瓣下移畸形(C 型);三尖瓣极大量反流;卵圆孔未闭;心房水平双向分流;右心功能减低。

【超声诊断依据】三尖瓣前叶冗长,瓣叶细小腱索牵拉,活动受限,后叶及隔叶发育差,向心尖部移位,瓣叶活动幅度小,后叶更明显,房化右心室明显,约占右心室的 65%,室间隔偏向左侧,左心室偏小,心房水平双向分流。

【推荐】三尖瓣成形术 / 姑息手术。

【病理】无。

【点评】该病例房化右心室占右心室 65% 左右,右心室收缩功能减低,三个瓣叶发育差。前叶多条腱索牵拉明显,活动差,后叶发育短小,活动限制,前后叶对合不拢致极大量反流;隔叶与室壁粘连明显,瓣叶发育差,游离瓣叶明显短小,瓣膜对合不拢致大量反流。根据瓣叶发育差、功能右心室大小不足、右心室功能降低,考虑为 C 型三尖瓣下移畸形。

病例 33

【病史】患者,女,32 岁。活动后气短 3 年,加重半年。

【体格检查】身高 146cm,体重 32kg,脉搏 115 次/min,血压 108/78mmHg,上肢 SpO_2 99%。

【实验室检查】血常规:红细胞计数 6.38×10^{12}/L,Hb 157g/L,余无异常。

【心电图】窦性心律,心率 120 次/min,QRS 波时限 80ms,余无异常。

【X 线】双肺淤血,右心房增大。心胸比例 0.55。

【心血管 CT】房间隔中上部连续中断 21mm,室间隔膜周部向右心室面瘤样膨凸,形成直径 27mm 的囊袋状结构,凸至三尖瓣口,左心室面直径 17mm,囊底部不规则,可见 5mm 缺损;三尖瓣隔叶及后叶明显下移,固有右心室流出道未见明显增宽,房化右心室与右心房增大,左心房、左心室内径不大,考虑三尖瓣下移畸形,Ⅱ孔型房间隔缺损,室间隔膜部瘤病缺损(膜周部)。

【超声心动图】右心房、左心室增大,功能右心室明显减小,三尖瓣环增大,三尖瓣后叶和隔叶几乎未发育,残端向右心室心尖下移,后叶下移 42mm,隔叶下移 36mm,大部分右心室房化,大小约 48mm×45mm,前叶附着点未见明显移位,瓣叶与右心室室壁粘连明显,瓣膜活动与抬起度差,前叶瓣尖与后叶、隔叶残迹粘连,余瓣膜形态、启闭未见明显异常。房间隔中部回声中断约 7mm,室间隔膜周部回声中断 14mm。大动脉关系及发育正常,主动脉弓降部未见异常。

多普勒检查:收缩期心室水平左向右分流,心室水平分流进入房化右心室,心房水平右向左为主双向分流,三尖瓣环处血流自由往返。见图 33-1。

【超声诊断】先天性心脏病;三尖瓣下移畸形(D 型);三尖瓣发育不良;右心室血流自由往返;三尖瓣膜"孔"狭窄;室间隔膜周部缺损;心室水平左向右分流;Ⅱ孔型房间隔缺损(中央型);心房水平右向左为主双向分流。

【超声诊断依据】三尖瓣叶发育明显不良,前叶瓣膜与右心室室壁粘连明显,瓣叶活动度与抬起度明显限制,隔叶、后叶发育缺如,仅为残迹,血流在右心室内自由往返,右心室腔大部分房化,仅残留较小的功能右心室及右心室流出道。室间隔右心室偏移,合并室间隔缺损,左心室增大。根据瓣叶发育情况及功能右心室明显减少,为 D 型三尖瓣下移畸形。

【推荐】三尖瓣下移姑息手术。

【病理】无。

【点评】瓣叶条件与功能右心室大小、手术方式选择和预后密切相关,三尖瓣下移畸形中如后叶与隔叶发育差,前叶发育宽大及活动良好是获得较好瓣膜成形效果的重要条件,此外,足够的功能右心室大小及右心室功能正常亦是手术成功的主要影响因素。该病例隔叶及后叶几乎缺如,前叶与右心室粘连明显,瓣叶活动度差,功能右心室残余较小,存在瓣膜成形效果不佳及右心功能降低的风险。

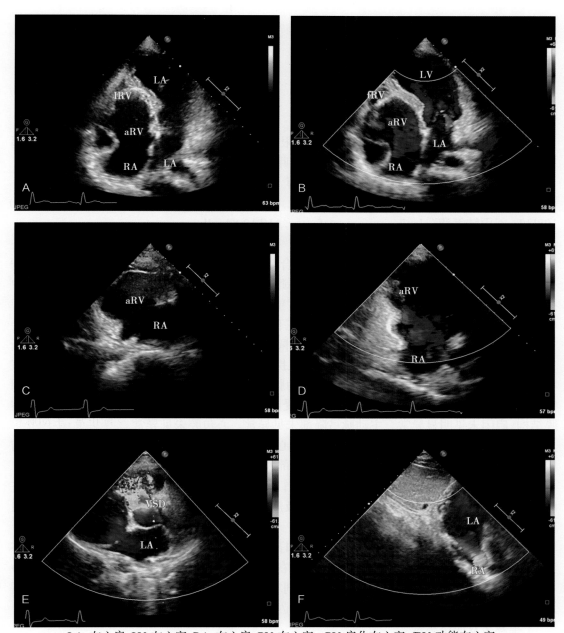

LA. 左心房；LV. 左心室；RA. 右心房；RV. 右心室；aRV. 房化右心室；fRV. 功能右心室。

图 33-1　患者超声心动图表现

A. 四腔心切面显示三尖瓣前叶粘连，隔叶几乎缺如，在心尖处前叶与隔叶残迹融合，房化右心室明显，功能右心室明显减小；B. 四腔心切面彩色血流显示三尖瓣环血流自由往返；C. 右心室流入道切面显示后叶几乎缺如，后叶残迹与前叶在心尖融合；D. 右心室流入道切面彩色血流显示三尖瓣环血流自由往返；E. 室间隔膜周部缺损，心室水平左向右分流；F. 剑突下双心房切面彩色血流显示卵圆孔右向左分流。

病例 34

【病史】患儿，女，2 岁 11 月龄。活动受限，哭闹、活动后口唇发绀加重，无缺氧发作，偶有感冒，生长发育基本正常，智力与同龄儿无明显差别。

【体格检查】身长 71cm，体重 8.4kg，脉搏 141 次 /min，血压 97/61mmHg，SpO_2 70%。

【实验室检查】NT-proBNP 840.1pg/ml，谷草转氨酶（aspartate aminotransferase，AST）108U/L，谷丙转氨酶（alanine aminotransferase，ALT）2.84null。

【心电图】无。

【X 线】肺血少先天性心脏病，复杂或复合畸形。

【心血管 CT】先天性心脏病；三尖瓣闭锁；完全型大动脉转位；Ⅱ孔型房间隔缺损（中央型）；室间隔缺损（膜周部）；肺动脉瓣下重度狭窄。

【超声心动图】心脏位置正常，心房正位，心室右袢。解剖右心室发育不良（横径 10mm，长径 23mm）。解剖左心室扩大。房间隔中部回声中断 14mm。室间隔上部回声中断 10mm。未探及三尖瓣叶，于原三尖瓣部位仅探及粗带状回声。主动脉位于右前，与右心室相连，肺动脉位于左后，与左心室相连。肺动脉环明显偏小，内径约 5mm，瓣下探及肌性圆锥，瓣下流出道内径约 2mm，肺动脉瓣开放受限。主肺动脉及左右肺动脉发育欠佳。余瓣膜结构、启闭未见明显异常。主动脉弓降部未见异常。心包腔未见异常。

多普勒检查：心房水平探及右向左分流，心室水平探及左向右分流。肺动脉瓣及瓣下前向血流速度加快，峰值流速约 420cm/s。弓降部及侧支血管探及血流信号。见图 34-1。

【超声诊断】先天性心脏病；三尖瓣闭锁；完全型大动脉转位；室间隔缺损；心室水平左向右分流；解剖右心室发育不良；肺动脉瓣及瓣下狭窄；Ⅱ孔型房间隔缺损；心房水平右向左分流；体肺侧支血管形成。

【超声诊断依据】二维超声显示三尖瓣口部位探及粗带状回声，正常的三尖瓣结构形态和运动消失，彩色多普勒显示血流走行途径：右心房→左心房→解剖左心室→解剖右心室→主动脉；存在房间隔缺损和室间隔缺损；解剖右心室发育不良，解剖左心室扩大；肺动脉瓣及瓣下前向血流速度加快，峰值流速约 420cm/s。

【推荐】双向格林术。

【病理】无。

【点评】目前超声心动图是无创性诊断三尖瓣闭锁的首选方法，二维超声结合彩色多普勒可观察到三尖瓣闭锁的解剖特征。此病例为三尖瓣闭锁合并完全型大动脉右转位、肺动脉瓣及瓣下重度狭窄，致肺血减少，患儿出现活动受限，哭闹、活动后口唇发绀加重，明确诊断后，行双向格林术，增加肺血流量，提高 SpO_2。

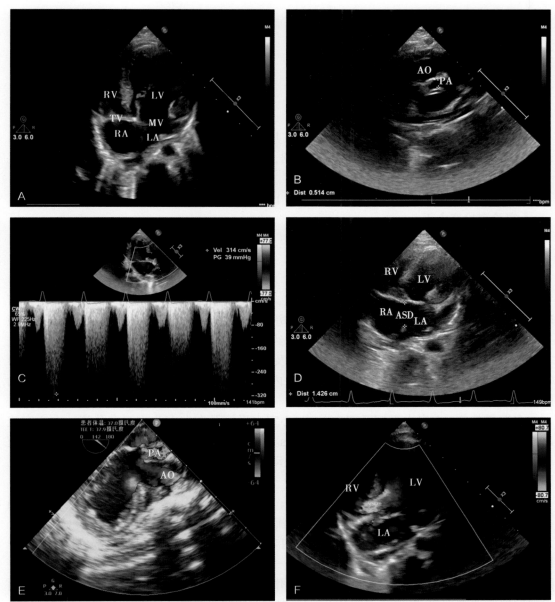

LA. 左心房；LV. 左心室；RA. 右心房；RV. 右心室；ASD. 房间隔缺损；
VSD. 室间隔缺损；AO：主动脉；PA. 肺动脉；MV. 二尖瓣；TV. 三尖瓣。

图 34-1 患儿超声心动图表现

A. 四腔心切面显示三尖瓣呈闭锁的粗带状回声，左心室增大；B. 主动脉位于前方，肺动脉位于后方，肺动脉发育小；C. 肺动脉瓣下高速血流信号；D. 四腔心切面显示房间隔连续回声中断；E. 心室流出道切面彩色血流显示肺动脉瓣下高速血流信号，主动脉血流正常；F. 四腔心切面彩色血流显示心室水平左向右分流。

病例 35

【病史】患儿，5 岁。因"肺炎"就诊。患儿平素不易感冒，无活动后心悸、气促，体力活动基本不受限，无下肢水肿，无发绀，不喜蹲踞，无咯血，无晕厥史，生长发育及智力与同龄儿无明显差别，近来无发热。

【体格检查】身高 89cm，体重 12kg，脉搏 119 次 /min，血压 92/58mmHg，SpO_2 95%。

【实验室检查】无。

【心电图】无。

【X 线】无。

【心血管 CT】无。

【超声心动图】心脏位置正常，心房正位，心室右袢。双心房、左心室扩大，右心室发育较小（上下径 × 左右径约 36mm×22mm）。房间隔近房室瓣处回声中断约 2.4mm，缺损距二尖瓣环约 2mm；房间隔卵圆孔处回声分离约 6mm。室间隔膜周至肌部回声中断 20mm。右心腔内未探三尖瓣叶，于原三尖瓣部位探及条带样回声。余瓣膜结构、启闭未见明显异常。右心室流出道壁束增厚致右心室流出道内径稍窄。大动脉发育及连接关系正常，肺动脉增宽。主动脉弓降部未见异常。

多普勒检查：心房水平探及双向分流，心室水平探及左向右为主双向分流。右心室流出道前向血流速度加快，峰值流速约 260cm/s。根据心室水平分流压差及跨右心室流出道压差估算肺动脉收缩压为 37~47mmHg（按肱动脉压 85mmHg 估算）。二尖瓣微量反流。见图 35-1。

【超声诊断】先天性心脏病；三尖瓣闭锁；右心室发育不全；室间隔缺损；Ⅱ孔型房间隔小缺损并卵圆孔未闭；心房、心室水平双向分流；右心室流出道稍窄；肺动脉高压（轻度）。

【超声诊断依据】二维超声显示右心腔内未探及三尖瓣叶，于原三尖瓣部位探及条带样回声，彩色多普勒显示血流走行途径：右心房→左心房→左心室→右心室→肺动脉；存在室间隔缺损、Ⅱ孔型房间隔小缺损并卵圆孔未闭；左心室扩大，右心室发育较小；右心室流出道前向血流速度加快，峰值流速约 260cm/s；根据心室水平分流压差及跨右心室流出道压差估算肺动脉收缩压为 37~47mmHg。

【推荐】肺动脉高压，建议行肺动脉环扎术（Banding 手术）。

【病理】无。

【点评】通常情况下三尖瓣闭锁会导致右心室发育不良，出现肺动脉狭窄、发育不良，甚至肺动脉闭锁。该患儿合并较大室间隔缺损，心室水平左向右分流量明显增多，分流进入发育不良的右心室后直接通过右心室流出道进入肺动脉，右心室流出道仅为轻度狭窄，对肺血的限制性不足，导致肺血增多，引起动力性肺动脉高压，继而易发展为阻力型肺动脉高压，可行肺动脉环扎术（Banding 手术）延长患儿生命。

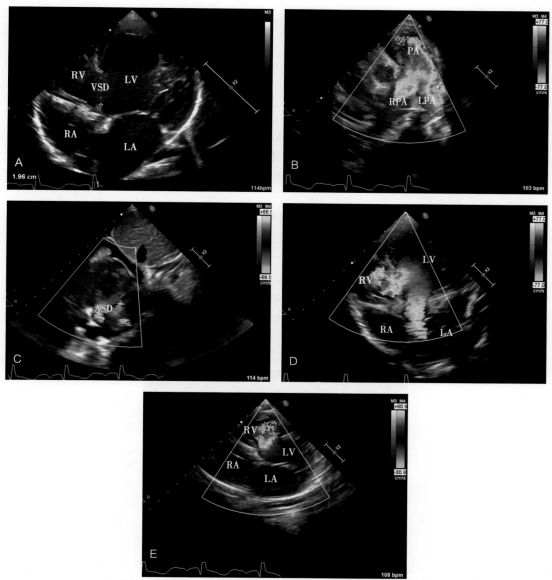

LA. 左心房；LV. 左心室；RA. 右心房；RV. 右心室；PA. 主肺动脉；RPA. 右肺动脉；
LPA. 左肺动脉；ASD. 房间隔缺损；VSD. 室间隔缺损；MV. 二尖瓣；TV. 三尖瓣。

图 35-1　患者超声心动图表现

A. 四腔心切面显示三尖瓣呈闭锁的粗带状回声，室间隔连续回声中断，左心增大；B. 大动脉短轴切面显示
大血管关系正常，主肺动脉及左右肺动脉增宽；C. 剑突下双心房切面显示心房水平右向左分流；D. 四腔心
切面显示心室水平右向左分流；E. 心室水平左向右分流。

病例 36

【病史】患者,男,55 岁。11 年前无明显诱因出现胸闷、气短、心悸症状,经胸超声心动图提示:"动脉导管未闭,肺动脉高压",CT 提示:"右肺动脉缺如",心电图提示:"心房颤动",外院行动脉导管未闭封堵术。2 年前患者爬楼时突发晕厥,伴意识丧失 10 余秒,遂就诊。

【体格检查】身高 170cm,体重 67.5kg,脉搏 70 次 /min,血压 104/87mmHg。

【实验室检查】NT-proBNP 1 372pg/ml,血清肌酐 111.7μmol/L。

【心电图】无。

【X 线】动脉导管未闭封堵术后,右肺间质改变,右侧胸膜增厚。

【心血管 CT】先天性心脏病;动脉导管未闭封堵术后:封堵器位置、形态可,未见明确残余分流;右肺动脉缺如;永存左上腔静脉;肺动脉高压,双心房、右心室明显增大;纵隔多发侧支血管。见图 36-1。

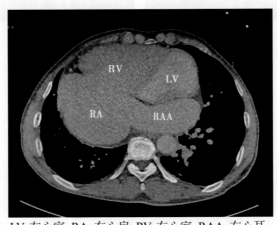

LV. 左心室;RA. 右心房;RV. 右心室;RAA. 右心耳。

图 36-1　患者 CT 表现

心脏 CTA 显示右心耳位于右心房左侧,并明显增大呈"瘤样"扩张。

【超声诊断】重度肺动脉高压,右心、左心房扩大,右心室收缩功能降低,三尖瓣大量反流,二尖瓣中量反流,双心耳左并列,右心耳瘤样扩张,动脉导管未闭封堵术后,动脉水平分流消失,肺动脉分支显示不清(请结合 CT 检查)。见图 36-2。

【超声诊断依据】二维超声显示巨大的心耳状结构出现在右心房的左后方,并直接与右心房相连。

【推荐】因合并重度肺动脉高压,未行手术治疗,在内科治疗好转后出院,并定期随访。

【病理】无。

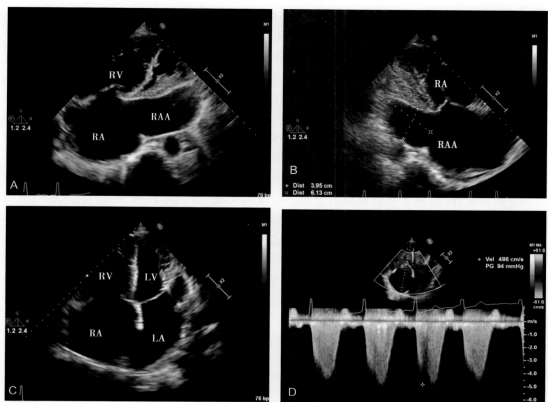

LA. 左心房；LV. 左心室；RA. 右心房；RV. 右心室；RAA. 右心耳。

图 36-2　患者超声心动图表现

A. 非标准四腔心切面显示右心明显增大，右心耳明显增大扩张且位于右心房右侧，同时左心室减小，室间隔向左心室侧偏移；B. 右心室流入道切面同样显示右心增大，右心耳位于右心房左后房；C. 标准四腔心切面不能全面显示瘤样扩张的右心耳，仅在左心房左侧显示小部分扩张的右心耳，同时显示双心房、右心室增大；D. 三尖瓣反流压差显著增高，提示重度肺动脉高压。

【点评】患者外院动脉导管未闭封堵术后，合并重度肺动脉高压、右肺动脉缺如，超声表现为双心房明显增大，右心耳瘤样扩张位于右心房的左侧，容易误诊及漏诊。单纯右心耳瘤容易形成血栓且合并房性心律失常，需手术治疗，该患者瘤样扩张的范围局限，且合并严重肺动脉高压，不宜手术治疗，推荐内科保守治疗。

病例 37

【病史】患儿，女，1 岁。体检发现心脏杂音。

【体格检查】身长 80cm，体重 10kg，脉搏 116 次 /min，血压 95/56mmHg，上肢 SpO₂ 99%。

【实验室检查】血常规：Hb 110g/L。

【心电图】窦性心律,右束支传导阻滞,心率 136 次 /min。

【X 线】肺动脉段饱满,心室饱满。心胸比例 0.54。

【心血管 CT】先天性心脏病;右心室双腔心;室间隔缺损;卵圆孔未闭。

【超声心动图】右心室增大,左心房及左心室内径正常。室间隔与左心室室壁厚度正常,运动幅度正常。室间隔膜周至嵴下部回声中断约 8.4mm,主动脉骑跨于缺损之上,骑跨率约 30%;房间隔中部卵圆孔分离 2mm。于右心室腔内探及异常肌束,将右心室分隔为近三尖瓣侧的流入腔(高压腔)和近肺动脉瓣侧的流出腔(低压腔),两者间交通口直径约 4.8mm;室间隔缺损与流入腔相通。各瓣膜形态、结构及启闭正常。大动脉关系及发育正常,主动脉弓降部未见异常。

多普勒检查:心室水平低速双向分流。心房水平微 - 少量左向右分流。流入腔与流出腔间探及高速血流,峰值流速 500cm/s,峰值压差 100mmHg。见图 37-1。

【超声诊断】先天性心脏病;右心室双腔心;室间隔缺损(膜周至嵴下部);卵圆孔未闭。

【超声诊断依据】右心室双腔心常合并室间隔缺损,二维超声心动图可显示右心室内异常肌束的起止部位及形态,明确交通口大小,彩色多普勒可清晰显示血流加速,确定狭窄口位置,并评估狭窄程度。对于右心室双腔心除需注意是否合并室间隔缺损外,还应观察肺动脉瓣启闭情况,有无瓣膜增厚、开放受限。

【推荐】右心室流出道疏通术,室间隔缺损修补术。

【病理】无。

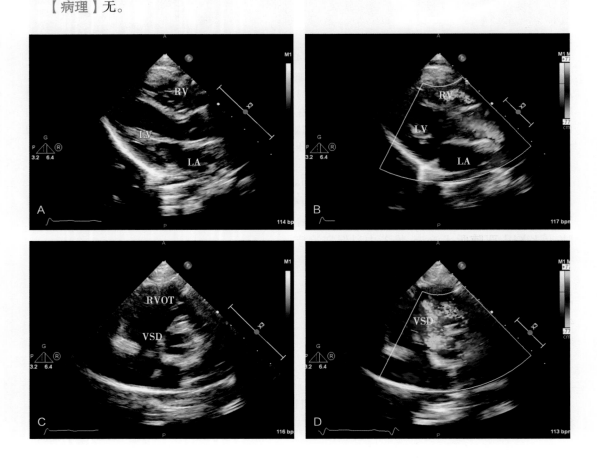

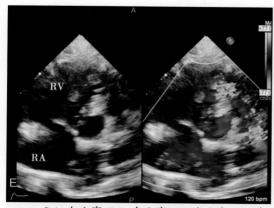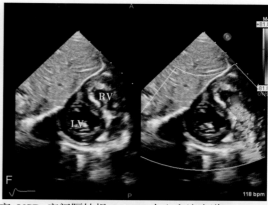

LA. 左心房;RA. 右心房;LV. 左心室;RV. 右心室;VSD. 室间隔缺损;RVOT. 右心室流出道。

图 37-1　患儿超声心动图表现

A. 左心室长轴切面显示右心室室壁增厚;B. 左心室长轴切面彩色多普勒显示右心室腔内高速血流;C. 大动脉短轴切面显示右心室腔内异常肌束,室间隔膜周至嵴下部缺损;D、E. 大动脉短轴切面彩色多普勒显示心室水平双向低速分流,右心室异常肌束处血流加速;F. 剑突下非标准切面显示右心室内高速血流,声束与血流方向平行,便于测量流速及压差。

【点评】诊断右心室双腔心的直接征象是大动脉短轴切面右心室可见异常肥厚肌束,将右心室分为高压腔及低压腔,彩色多普勒显示高压腔与低压腔之间五彩镶嵌的高速血流。右心室双腔心常合并其他先天性心脏病,最常见的合并畸形为室间隔缺损。

病例 38

【病史】患儿,男,3 月龄。胎儿期发现心脏发育异常。足月后剖宫产,出生后发现心脏杂音。

【体格检查】身长 59cm,体重 7.3kg,脉搏 128 次 /min,血压 90/48mmHg,SpO$_2$ 90%。

【实验室检查】血常规:Hb 139g/L。

【心电图】窦性心律,心率 159 次 /min,ST-T 改变。

【X 线】双肺血偏少,右心增大。心胸比例 0.63。

【心血管 CT】无。

【超声心动图】右心房、右心室扩大,左心房、左心室内径减小。右心室室壁增厚,右心室前壁厚约 6mm。室间隔与左心室室壁厚度正常,运动幅度正常。房间隔卵圆孔分离 4.8mm。室间隔延续完整。右心室流出道肌性肥厚。肺动脉瓣环内径 8.2mm,肺动脉瓣三叶,瓣叶增厚,交界粘连,开放呈穹顶状。三尖瓣环扩张,左右径 15mm,瓣叶结构无异常,功能性对合不良。主肺动脉及左右肺动脉内径正常。大动脉关系及发育正常。主动脉弓降部未见明显异常。心包腔无明显异常。

多普勒检查:肺动脉瓣前向流速增快,峰值流速 570cm/s,峰值压差 130mmHg,舒张期微量反流。三尖瓣大量反流。卵圆孔右向左分流。见图 38-1。

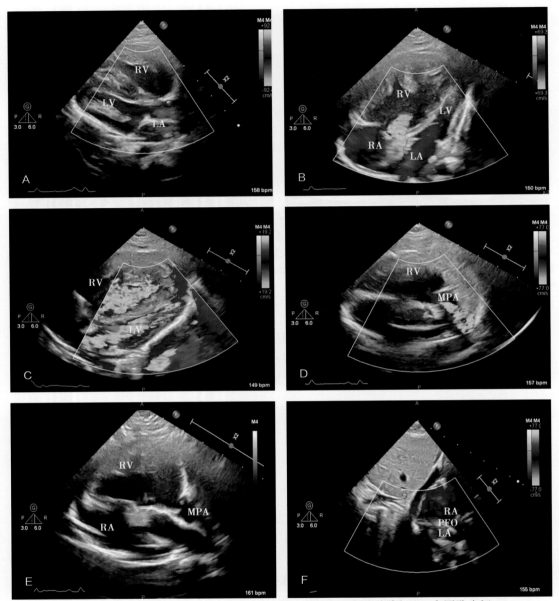

LA. 左心房；LV. 左心室；RA. 右心房；RV. 右心室；MPA. 主肺动脉；PFO. 卵圆孔未闭。

图 38-1　患儿超声心动图表现

A. 左心室长轴切面显示右心室增大，左心室减小，室间隔向左心室侧偏移；B. 四腔心切面显示右心室增大，左心室减小，三尖瓣环扩张，彩色多普勒显示三尖瓣大量反流；C. 多切面多角度，调低 scale 以除外肌部室间隔缺损（因右心室压增高，易漏诊肌部缺损）；D. 大动脉短轴切面显示肺动脉瓣前向血流，血流加速，有效瓣口狭小；E. 肺动脉瓣明显增厚，开放呈穹顶状，需在此处测量肺动脉瓣环，调整角度尽可能明确瓣叶数目，观察左右肺动脉及主肺动脉发育情况；F. 剑突下双心房切面显示卵圆孔未闭，彩色多普勒显示右向左分流。

【超声诊断】先天性心脏病；肺动脉瓣狭窄（重度）；三尖瓣大量反流；卵圆孔未闭。

【超声诊断依据】肺动脉瓣狭窄需重点观察右心室流出道；测量肺动脉瓣环大小；观察

肺动脉瓣叶数目,主肺动脉和左右肺动脉发育情况。肺动脉瓣二叶畸形可见瓣叶不等大,瓣叶关闭线偏移。彩色多普勒示肺动脉瓣口处血流汇聚,流速明显加快,远端主肺动脉及左肺动脉常呈狭窄后扩张。

【推荐】肺动脉瓣球囊扩张术 / 肺动脉瓣成形术。

【病理】无。

【点评】重度肺动脉瓣狭窄需评估右心室发育情况,极重度肺动脉瓣狭窄在血流动力学上接近肺动脉瓣闭锁,需选择不同手术策略。本病例于胎龄 28 周产检时即发现心脏畸形,定期随访至足月剖宫产,出生后进一步进行诊断治疗,体现了产前、产后一体化治疗,可显著提升患儿预后。

病例 39

【病史】患儿,男,9 月龄。查体发现心脏杂音。患儿无明显活动受限,生长发育与同龄儿无明显差异。

【体格检查】身长 73cm,体重 9.5kg,脉搏 142 次 /min,血压 98/57mmHg,SpO$_2$ 99%。

【实验室检查】血常规:Hb 128g/L。

【心电图】窦性心律,心率 159 次 /min。

【X 线】心脏各房室不大。心胸比例 0.55。

【心血管 CT】无。

【超声心动图】各房室腔内径正常,室壁运动正常。房室间隔连续完整。肺动脉瓣环内径 9.5mm,瓣叶轻度增厚,开放轻度受限,关闭良好。余瓣膜形态、启闭未见异常。主肺动脉及左右肺动脉内径正常。大动脉关系及发育正常。主动脉弓降部未见明显异常。心包腔无明显异常。

多普勒检查:心房水平未见明显分流。肺动脉瓣前向流速增快,峰值流速 280cm/s,峰值压差 31mmHg,舒张期微量反流。三尖瓣微量反流。见图 39-1。

【超声诊断】先天性心脏病;肺动脉瓣轻度狭窄。

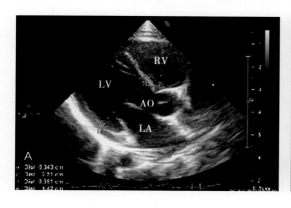
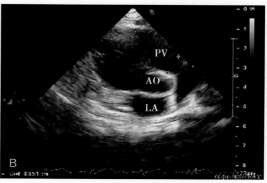

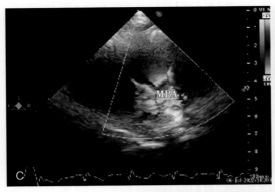
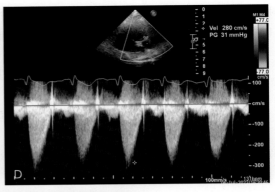
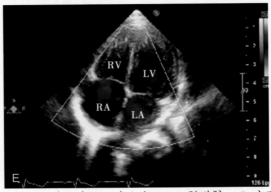

LA. 左心房；LV. 左心室；RA. 右心房；RV. 右心室；MPA. 肺动脉；AO. 主动脉；PV. 肺动脉瓣。

图 39-1　患儿超声心动图表现

A. 左心室长轴切面显示右心室轻度增大，左心室内径正常；B. 大动脉短轴切面测量肺动脉瓣环内径；C. 彩色多普勒超声显示肺动脉瓣前向流速增快；D. 测量肺动脉瓣前向峰值流速及峰值压差；E. 四腔心切面显示右心轻度增大。

【超声诊断依据】轻度肺动脉瓣狭窄需重点观察肺动脉瓣有无增厚粘连，以及右心室流出道、肺动脉瓣下肌束是否增厚；测量肺动脉瓣环大小；观察肺动脉瓣叶数目；主肺动脉和左右肺动脉发育情况。

【推荐】定期随诊观察。

【病理】无。

【点评】轻度肺动脉瓣狭窄通常不需手术干预，不影响患儿生长发育及日常活动。定期随诊复查超声心动图即可。

病例 40

【病史】患儿，女，6 月龄。哭闹后口唇青紫来诊。

【体格检查】身长 63cm，体重 7.3kg，脉搏 147 次 /min，血压 92/50mmHg，上肢 SpO$_2$ 92%。

听诊:胸骨左缘第 3 肋间收缩期Ⅲ级吹风样杂音。

【实验室检查】血常规:红细胞计数 5.36×10^{12}/L(升高),血小板计数 478×10^9/L(升高),余无异常。

【心电图】窦性心律,心率 120 次 /min,余无异常。

【X 线】双肺血减少,双上纵隔影增宽;肺动脉段平直,右心大。心胸比例 0.56。

【心血管 CT】无。

【超声心动图】右心房、右心室轻度增大,左心房、左心室内径正常。右心室室壁增厚,室间隔与左心室室壁厚度正常,运动幅度正常。房间隔卵圆孔未闭,室间隔嵴下部错位型回声中断 13.8mm×7.4mm。主动脉轻度增宽,向右前骑跨于室间隔缺损之上,骑跨率约 50%。右心室流出道肌性肥厚内径狭窄,肺动脉瓣增厚粘连,开放受限,肺动脉瓣环内径 9mm,主肺动脉及左右肺动脉发育良好。余瓣膜结构、启闭正常。大动脉关系及发育正常。主动脉弓降部未见明显异常。

多普勒检查:收缩期心室水平双向分流。右心室流出道及肺动脉瓣口收缩期前向血流明显加快,峰值流速 517cm/s,峰值压差 107mmHg。见图 40-1。

【超声诊断】先天性心脏病;法洛四联症;心室水平双向分流。

【超声诊断依据】二维超声显示右心室增大,右心室室壁肥厚。主动脉增宽向右前移位,骑跨于室间隔缺损之上。漏斗间隔前移,右心室流出道于室上嵴处肌性狭窄,肺动脉瓣叶增厚粘连、开放受限。彩色多普勒显示心室水平双向分流,右心室流出道及肺动脉瓣口处血流加速,连续多普勒测量峰值流速为 517cm/s。因此诊断为法洛四联症。

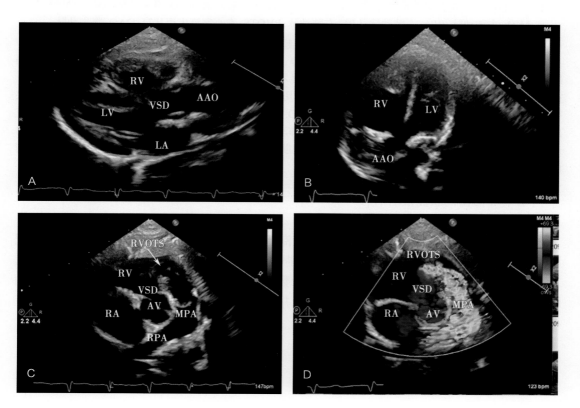

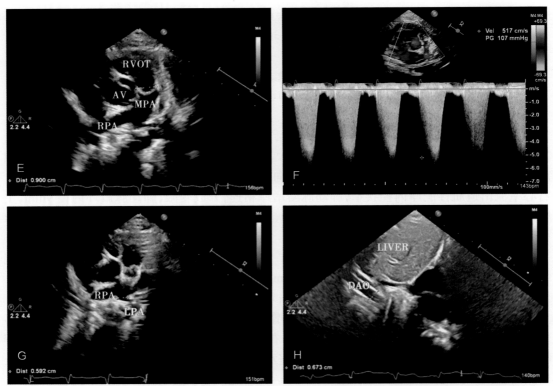

LA. 左心房；LV. 左心室；RA. 右心房；RV. 右心室；VSD. 室间隔缺损；AAO. 升主动脉；AV. 主动脉瓣；
MPA. 主肺动脉；RPA. 右肺动脉；LPA. 左肺动脉；RVOTS. 右心室流出道狭窄；DAO. 腹主动脉。

图 40-1　患儿超声心动图表现

A. 左心室长轴切面显示右心室增大，右心室室壁肥厚，左心室内径正常；主动脉向右前移位，骑跨于室间隔缺损之上，前后骑跨率约 50%；B. 心尖五腔心切面显示右心室增大，左心室内径正常；主动脉向右骑跨于室间隔缺损之上，左右骑跨率约 50%；C. 大动脉短轴切面箭头所示处为漏斗间隔前移所致右心室流出道狭窄，漏斗间隔与三尖瓣之间可见错位型室间隔缺损；D. 大动脉短轴切面彩色多普勒显示收缩期自右心室流出道狭窄处血流信号加速；E. 大动脉短轴切面测量肺动脉瓣环内径；F. 连续多普勒测量收缩期右心室流出道及肺动脉前向峰值流速为 517cm/s；G. 胸骨旁高位肋间短轴切面测量左右肺动脉分支内径；H. 剑突下切面测量膈肌水平腹主动脉内径。

【推荐】法洛四联症根治术。

【病理】无。

【点评】患儿缺氧较轻，生长发育无明显滞后。心脏超声检查发现右心室增大、室壁肥厚，漏斗间隔前移，错位型非限制性室间隔缺损位于膜周至嵴下部，肺动脉瓣环、主肺动脉及左右肺动脉发育良好。超声估测 McGoon 指数，即左右肺动脉内径之和 / 膈肌水平腹主动脉内径为 1.94。左心室容积正常。患儿未合并冠状动脉畸形及其他畸形，符合法洛四联症根治手术适应证。

病例 41

【病史】患儿，女，3 岁。哭闹、活动后口唇青紫半年。

【体格检查】身长 95cm，体重 12kg，脉搏 121 次 /min，血压 108/55mmHg，上肢 SpO_2 85%。听诊：胸骨右缘第 2 肋间收缩期Ⅳ级杂音，胸骨左缘第 4 肋间收缩期Ⅳ级杂音。

【实验室检查】血常规：红细胞计数 6.1×10^{12}/L，Hb 172g/L，余无异常。

【心电图】窦性心律，心率 120 次 /min，余无异常。

【X 线】双肺血少；肺动脉段平直，心室圆隆。心胸比例 0.48。

【心血管 CT】无。

【超声心动图】心房正位，心室右襻。房室连接关系正常。房间隔卵圆孔未闭；膜周部至嵴下部室间隔缺损。右心房、右心室增大，右心室室壁增厚，左心室发育正常。主动脉骑跨两心室，骑跨率约 50%；降主动脉发出一支体肺侧支血管，进入右肺门。冠状动脉起源、走行未见异常。肺动脉瓣增厚，开放受限；主肺动脉细小，管径 4mm；左右肺动脉融合，右肺动脉偏细，远段直径 4mm；左肺动脉近段细小（3mm），以远发育尚可，远段直径 5mm，横膈水平降主动脉直径 6.9mm。见图 41-1。

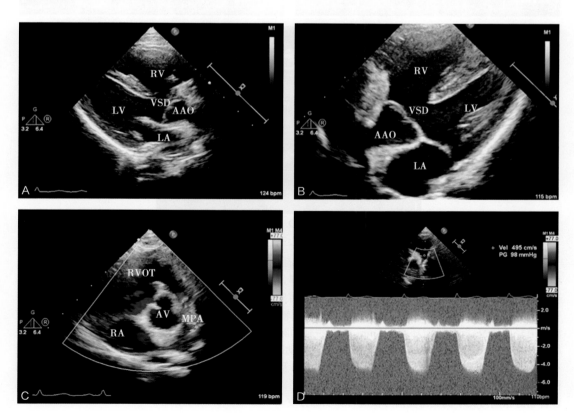

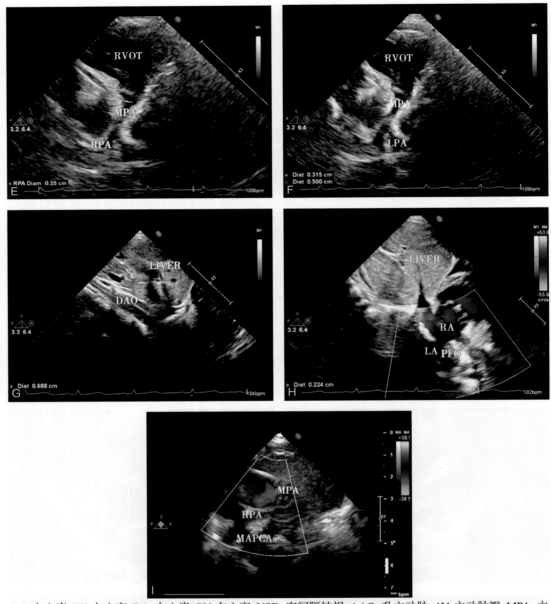

LA. 左心房；LV. 左心室；RA. 右心房；RV. 右心室；VSD. 室间隔缺损；AAO. 升主动脉；AV. 主动脉瓣；MPA. 主肺动脉；RPA. 右肺动脉；LPA. 左肺动脉；RVOTS. 右心室流出道狭窄；DAO. 腹主动脉；MAPCAs. 体肺侧支。

图 41-1　患儿超声心动图表现

A. 左心室长轴切面显示右心室增大，右心室室壁肥厚，左心室内径正常；主动脉向右前移位，骑跨于室间隔缺损之上，前后骑跨率约 50%；B. 胸骨旁五腔心切面显示右心室增大，左心室内径正常；主动脉向右骑跨于室间隔缺损之上，左右骑跨率约 50%；C. 大动脉短轴切面彩色多普勒显示漏斗间隔前移，收缩期右心室流出道轻度狭窄，肺动脉瓣环内径 8mm，瓣上主肺动脉发育弥漫细窄，血流在肺动脉瓣环及瓣尖水平明显加速；D. 连续多普勒测量收缩期右心室流出道及肺动脉前向峰值流速为 495cm/s；E. 肺动脉长轴切面测量右肺动脉内径；F. 肺动脉长轴切面测量左肺动脉开口及近段内径；G. 剑突下切面测量膈肌水平腹主动脉内径；H. 剑突下双心房切面彩色多普勒显示卵圆孔未闭，心房水平少量右向左分流；I. 高位肋间短轴切面彩色多普勒舒张期可见小侧支血流信号供应右肺动脉分支。

【超声诊断】先天性心脏病；法洛四联症；心室水平双向分流；卵圆孔未闭；体肺侧支形成。

【超声诊断依据】二维超声显示右心室增大，右心室室壁肥厚。主动脉增宽向右前移位，骑跨于室间隔缺损之上。漏斗间隔前移，形成错位型膜周部非限制性室间隔缺损。右心室流出道轻度狭窄，肺动脉瓣环小，内径 8mm，Z 值约 −4.7；肺动脉瓣叶增厚粘连、开放显著受限。主肺动脉发育差，左右肺动脉发育欠佳。彩色多普勒显示心室水平双向分流，肺动脉瓣口处血流明显加速，峰值压差 98mmHg。心房水平少量右向左分流。舒张期降主动脉近段可见多发体肺侧支连续性分流信号。

【推荐】体肺分流术。

【病理】无。

【点评】患儿发绀明显，生长发育尚可。心脏超声检查发现右心室增大、室壁肥厚，圆锥间隔前移，错位型膜周部非限制性室间隔缺损，肺动脉瓣环、主肺动脉及左右肺动脉发育不良。超声估测 McGoon 指数，即左右肺动脉内径之和 / 膈肌水平腹主动脉内径为 1.2。左心室容积正常，因此判断患儿合并体肺侧支。患儿未合并冠状动脉畸形及其他合并畸形，符合法洛四联症姑息手术适应证，建议选择体肺分流手术如改良 Blalock-Taussig 术，促进肺动脉发育改善氧饱和度。

病例 42

【病史】患儿，女，9 月龄。发现口唇青紫伴心脏杂音 8 月余。

【体格检查】身长 68cm，体重 7.5kg，脉搏 121 次 /min，血压 100/54mmHg，上肢 SpO$_2$ 85%。

【实验室检查】血常规：Hb 110g/L，余无异常。

【心电图】窦性心律，心率 120 次 /min，余无异常。

【X 线】双肺血偏少，主动脉结显示不清；肺动脉段平直，右心房、右心室增大。心胸比例 0.62。

【心血管 CT】先天性心脏病；法洛四联症；主肺动脉末端及左右肺动脉扩张。气管及左右主支气管发育好，左右支气管受压。

【超声心动图】右心房、右心室增大，左心房、左心室内径正常。右心室室壁增厚，室间隔与左心室室壁厚度正常，运动幅度正常。房间隔延续完整，错位型嵴下部室间隔回声中断 12.5mm × 8mm。主动脉轻度增宽，向右前骑跨于室间隔缺损之上，骑跨率约 50%。右心室流出道肌性肥厚内径狭窄。肺动脉瓣环狭小，内径 7.6mm，瓣叶组织未发育，呈隔膜样回声，主肺动脉远端融合部及左右肺动脉近端内径呈瘤样扩张。余瓣膜结构、启闭正常。大动脉关系及发育正常。主动脉弓降部未见明显异常。

多普勒检查：收缩期心室水平双向分流。右心室流出道及肺动脉瓣口收缩期前向流速明显加快，峰值流速 430cm/s，峰值压差 74mmHg，舒张期肺动脉瓣口大量反流。见图 42-1。

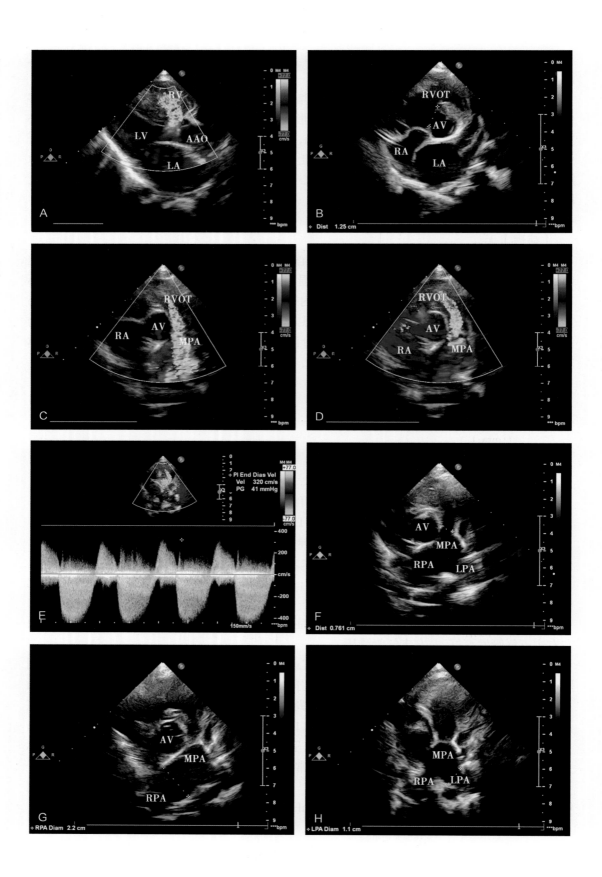

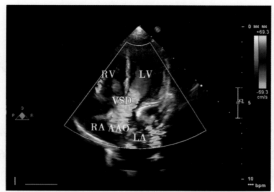

LA. 左心房;LV. 左心室;RA. 右心房;RV. 右心室;VSD. 室间隔缺损;AAO. 升主动脉;
AV. 主动脉瓣;MPA. 主肺动脉;RPA. 右肺动脉;LPA. 左肺动脉。

图 42-1　患儿超声心动图表现

A. 左心室长轴切面彩色多普勒显示右心室室壁肥厚,左心室内径正常;主动脉向
右前移位,骑跨于室间隔缺损之上,前后骑跨率约 50%;B. 大动脉短轴切面显示膜
周至嵴下部室间隔缺损 12.5mm;C. 肺动脉长轴切面彩色多普勒显示收缩期右心室
流出道及肺动脉前向血流明显加速;D. 肺动脉长轴切面彩色多普勒显示舒张期肺
动脉瓣大量反流,反流束宽度填充整个瓣下流出道;E. 连续多普勒测量收缩期右心
室流出道及肺动脉峰值流速为 430cm/s,舒张期反流峰值流速为 320cm/s;F. 肺动
脉长轴切面显示肺动脉瓣环水平狭窄,瓣叶仅为残迹,瓣环内径 7.6mm,主肺动脉
内径增宽;G. 测量右肺动脉增宽,近端内径为 22mm;H. 测量左肺动脉增宽,内径为
11mm;I. 心尖五腔心切面彩色多普勒显示主动脉向右骑跨于室间隔缺损之上,骑跨
率为 50%。

【超声诊断】先天性心脏病;法洛四联症;肺动脉瓣缺如。

【超声诊断依据】二维超声显示右心室增大,右心室室壁肥厚。主动脉增宽向右前移
位,骑跨于室间隔缺损之上。漏斗间隔前移,形成错位型膜周部室间隔缺损。右心室流出道
轻度狭窄,肺动脉瓣环狭小,内径 7.6mm,Z 值约 -3;肺动脉瓣发育不良,呈短小隔膜状,无
明显启闭。主肺动脉扩张,左右肺动脉均明显扩张。彩色多普勒显示心室水平双向分流,肺
动脉瓣口处血流明显加速,峰值压差 65mmHg。舒张期肺动脉瓣大量反流,反流束宽度充填
整个瓣下右心室流出道,肺动脉分支内可见舒张期完全逆流。

【推荐】法洛四联症根治术,肺动脉成形术。

【病理】无。

【点评】患儿发绀明显,生长发育滞后。心脏超声检查发现右心室增大、室壁肥厚,圆锥
间隔前移,错位型膜周部非限制性室间隔缺损,肺动脉瓣环处狭窄,但瓣叶发育不良仅为隔
膜样残迹附着,主肺动脉及左右肺动脉明显增宽,符合肺动脉瓣缺如综合征。此时患儿缺氧
一方面由于肺动脉瓣环及瓣下狭窄,另一方面由于扩张的分支肺动脉压迫了气管。患儿未
合并冠状动脉畸形及其他畸形,符合法洛四联症根治手术适应证,且需同期成形处理明显扩
张的肺动脉分支解除气道压迫。

病例 43

【病史】患者,女,23 日龄。出生后出现发绀、呼吸急促,应用前列腺素后好转。

【体格检查】体重 2.1kg,脉搏 126 次/min,呼吸 36 次/min,血压 79/56mmHg,上肢 SpO_2 88%。

【实验室检查】血常规:Hb 144g/L,余无异常。

【心电图】无。

【X 线】肺纹理增多,心影饱满。

【心血管 CT】先天性心脏病;肺动脉闭锁 I 型;室间隔缺损;动脉导管未闭;房间隔缺损。

【超声心动图】右心房、右心室稍扩大,右心室肥厚,右心室流出道呈盲端。未探及明显肺动脉瓣启闭活动,代之以回声增强的隔膜,近端主肺动脉闭锁、远端主肺动脉短小且内径约 3.5mm,左右肺动脉有汇合,左肺动脉内径 3.0mm,右肺动脉内径 3.1mm。二尖瓣、三尖瓣及主动脉瓣形态与启闭未见异常。左心室内径稍减小。室间隔与左心室室壁厚度正常,运动幅度正常;室间隔膜周流出道见 11mm 回声中断;主动脉增宽、骑跨于室间隔之上,骑跨率约 50%。房间隔中部见 5mm 回声中断。主动脉弓降部见动脉导管开放,肺动脉端内径约 4.5mm,走行迂曲。腹主动脉膈肌裂孔处内径约 5.7mm,计算 McGoon 指数为 1.07。左心室射血分数(left ventricular ejection fraction,LVEF)为 65%,左心室短轴缩短率(left ventricular short axis shortening rate,LVFS)为 35%。

多普勒检查:心室水平右向左分流,心房水平双向分流。动脉导管左向右分流。见图 43-1。

【超声诊断】先天性心脏病;肺动脉闭锁 I 型;室间隔缺损(心室水平右向左分流);动脉导管未闭(左向右分流);房间隔缺损(双向分流)。

【超声诊断依据】二维超声显示右心房、右心室增大,右心室肥厚,右心室流出道呈盲端,较大的对位不良型室间隔缺损;肺动脉瓣回声增强呈条索样、无启闭活动,主肺动脉、左右肺动脉分支发育不良、有汇合。彩色多普勒显示心室水平右向左分流,心房水平双向分流;未见明显跨肺动脉瓣血流,垂直型动脉导管开放供应肺动脉血流。因此诊断为肺动脉闭锁伴室间隔缺损(A 型)(存在固有肺动脉 + 动脉导管供血)。

【推荐】外科实施右心室流出道 - 肺动脉连接、肺动脉瓣重建术。

【病理】无。

【点评】患儿出生后出现发绀、呼吸急促,应用前列腺素后好转。心脏超声检查发现肺动脉闭锁伴室间隔缺损,存在固有肺动脉,左右肺动脉有汇合,但发育欠佳,提示肺动脉发育的 McGoon 指数为 1.07,左右肺动脉截面积之和大于膈肌水平降主动脉截面积的 1/2。肺动脉血供依靠动脉导管开放,但动脉导管有闭合的风险,可实施右心室流出道扩大、肺动脉再通手术。可以考虑实施根治手术。

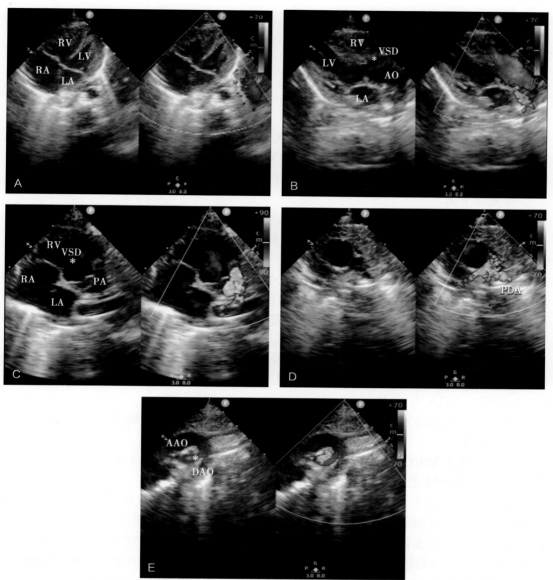

LA. 左心房;LV. 左心室;RA. 右心房;RV. 右心室;AO. 主动脉;VSD. 室间隔缺损;
AAO. 升主动脉;DAO. 降主动脉;PDA. 动脉导管未闭。

图 43-1　患儿超声心动图表现

A. 四腔心切面显示右心房和右心室增大、右心室肥厚,左心室稍减小;B. 左心室长轴切面显示右心室肥厚,
对位不良型室间隔缺损(*),心室水平右向左分流、主动脉增宽骑跨,骑跨率约 50%;C. 大动脉短轴切面显示
膜周流出道部室间隔缺损(*)11mm,右心室流出道呈盲端,肺动脉瓣回声增强呈条索样、无启闭活动,主肺
动脉短小,未见明显跨肺动脉瓣血流;D. 大动脉短轴切面显示左右肺动脉有汇合、发育不良,可见动脉导管
左向右分流进入肺动脉;E. 胸骨上窝长轴切面显示垂直型动脉导管开放,左向右分流。

病例 44

【病史】患儿，男，10 月龄。产前超声发现肺动脉闭锁，出生后青紫。

【体格检查】身长 70cm，体重 7kg，脉搏 134 次 /min，血压 83/50mmHg，上肢 SpO$_2$ 92%。

【实验室检查】血常规：Hb 134g/L，余无异常。

【心电图】无。

【X 线】肺纹理减少，心影稍饱满。

【心血管 CT】先天性心脏病；肺动脉闭锁 II 型；室间隔缺损；体 - 肺动脉间侧支循环（较大侧支起始于头臂干）；卵圆孔未闭。

【超声心动图】右心房、右心室扩大，右心室肥厚，右心室流出道呈盲端。未探及明显肺动脉瓣，近端主肺动脉闭锁，远端主肺动脉内径约 5mm，左右肺动脉有汇合，左肺动脉内径 3.0mm，右肺动脉内径 3.6mm。二尖瓣、三尖瓣及主动脉瓣形态与启闭未见异常。左心室内径稍减小。室间隔与左心室室壁厚度正常，运动幅度正常；室间隔膜周流出道见 18mm 回声中断；主动脉增宽、骑跨于室间隔之上，骑跨率约 50%。房间隔中部见卵圆孔开放。主动脉弓降部未见明显异常。腹主动脉膈肌裂孔处内径约 8.5mm，计算 McGoon 指数为 0.77。LVEF 为 69%，LVFS 为 36.4%。

多普勒检查：心室水平见右向左分流，卵圆孔右向左分流。体 - 肺动脉见侧支左向右分流。见图 44-1。

【超声诊断】先天性心脏病；肺动脉闭锁（II 型）；室间隔缺损（心室水平右向左为主双向分流）；体 - 肺动脉侧支开放；卵圆孔未闭（右向左分流）。

【超声诊断依据】二维超声显示右心房、右心室增大，右心室肥厚，右心室流出道呈盲端，较大的对位不良型室间隔缺损；肺动脉瓣及大部分主肺动脉闭锁，左右肺动脉分支发育不良、有汇合。彩色多普勒显示心室水平右向左分流，心房水平右向左分流；未见明显跨肺动脉瓣血流，体 - 肺动脉侧支供应肺动脉血流，未见垂直型动脉导管开放。诊断为肺动脉闭锁伴室间隔缺损（B 型）（存在固有肺动脉 + 体 - 肺动脉侧支血管供血）。

【推荐】建议先实施主动脉 - 主肺动脉的 B-T 分流促进肺动脉发育，后根据肺血管发育情况实施二期根治手术。

【病理】无。

【点评】患儿产前心脏超声发现"肺动脉闭锁"，出生后出现轻度发绀。心脏超声检查发现肺动脉闭锁伴室间隔缺损，存在固有肺动脉，左右肺动脉有汇合，但发育不良，肺动脉供血来自体 - 肺侧支血管。体现肺动脉发育的 McGoon 指数为 0.77，不能实施一期根治手术。超声对肺血管详细解剖的诊断价值仍有限，更多的要依赖于 CT 血管造影（CT angiograph，CTA）。该患儿有一较粗大的体 - 肺动脉侧支供应右上肺，临床可根据 CTA 检查结果，决定是否进行 B-T 分流或定期随访肺血管发育情况。

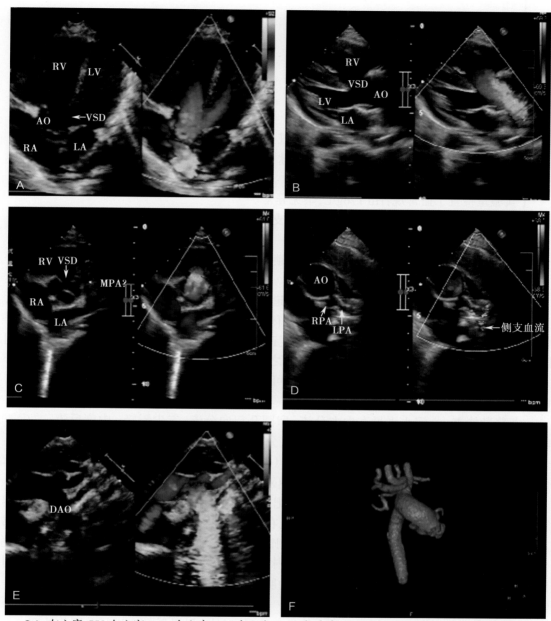

LA. 左心房；LV. 左心室；RA. 右心房；RV. 右心室；AO. 主动脉；VSD. 室间隔缺损；DAO. 降主动脉。

图 44-1　患儿超声心动图和 CTA 表现

A. 心尖五腔心切面显示右心房和右心室增大、右心室肥厚，左心室稍减小，主动脉增宽，主动脉下较大室间隔缺损；B. 左心室长轴切面显示右心室肥大，对位不良型室间隔缺损，主动脉增宽骑跨，骑跨率约 50%；C. 大动脉短轴切面显示膜周流出道部室间隔缺损 18mm，右心室流出道呈盲端，肺动脉瓣、主肺动脉闭锁；D. 大动脉短轴切面显示左右肺动脉有汇合、发育不良，可见体 - 肺侧支进入肺动脉分支；E. 胸骨上窝长轴切面未见垂直型动脉导管开放；F. 心脏大血管 CTA 三维重建提示自头臂干发出体 - 肺动脉侧支供应右肺。

病例 45

【病史】患儿，男，12岁8月龄。发现心脏杂音12年，平素活动后有气促、口周青紫。

【体格检查】身高146cm，体重24kg，脉搏104次/min，血压108/64mmHg，上肢SpO$_2$ 86%。

【实验室检查】血常规：Hb 176g/L，余无异常。

【心电图】窦性心动过速；不完全性右束支传导阻滞；右心室负荷重。

【X线】肺纹理减少，心影无增大。

【心血管CT】先天性心脏病；肺动脉闭锁（Ⅳ型）；主-肺动脉间粗大交通（三支粗大分支）；房间隔缺损结合心脏超声；室间隔缺损。

【超声心动图】右心室肥厚，右心室流出道呈盲端。未探及明显肺动脉瓣、肺动脉闭锁，无法显示主肺动脉及左右肺动脉。三尖瓣关闭不全，二尖瓣及主动脉瓣形态与启闭未见异常。室间隔与左心室室壁厚度正常，运动幅度正常；室间隔膜周部流出道见对位不良型室间隔缺损约23mm；主动脉增宽、骑跨于室间隔之上，骑跨率约50%。房间隔中部见卵圆孔开放。主动脉弓降部左锁骨下动脉起始处附近可见2处以上体-肺动脉侧支。LVEF为65%，LVFS为35%。

多普勒检查：心室水平见右向左分流；卵圆孔双向分流；三尖瓣轻-中度反流；二尖瓣轻度反流；体-肺动脉见2处以上侧支左向右分流。见图45-1。

【超声诊断】先天性心脏病；肺动脉闭锁（Ⅳ型）；室间隔缺损（右向左分流）；体-肺动脉侧支循环；三尖瓣轻-中度反流；卵圆孔未闭（双向分流）。

【超声诊断依据】二维超声显示右心室肥厚，右心室流出道呈盲端，较大的对位不良型室间隔缺损；未见明显肺动脉瓣、主肺动脉及右肺动脉，左肺动脉显示不清。主动脉弓降部左锁骨下动脉起始处附近可见2处以上体-肺动脉侧支。彩色多普勒显示心室水平右向左分流，心房水平右向左分流；未见明显跨肺动脉瓣血流，可见2处或以上体-肺动脉侧支分别供应左右肺动脉远端血流。因此诊断为肺动脉闭锁伴室间隔缺损（Ⅳ型）（无固有肺动脉+体-肺动脉侧支血管向远端左右肺供血）。

【推荐】外科根据CTA提示的肺血管发育情况，对体-肺动脉侧支进行单源化处理。

【病理】无。

【点评】该患儿发现心脏杂音12年，平素活动后有气促、口周青紫。心脏超声检查发现肺动脉闭锁伴室间隔缺损，无明确固有肺动脉，无肺动脉分支及主干，依靠多处体-肺动脉侧支血管供应不同的肺节段。超声对肺血管详细解剖的诊断价值有限，更多的要依赖于CTA。临床可根据CTA检查结果，具体确定实施体-肺动脉侧支血管的单源化处理策略。

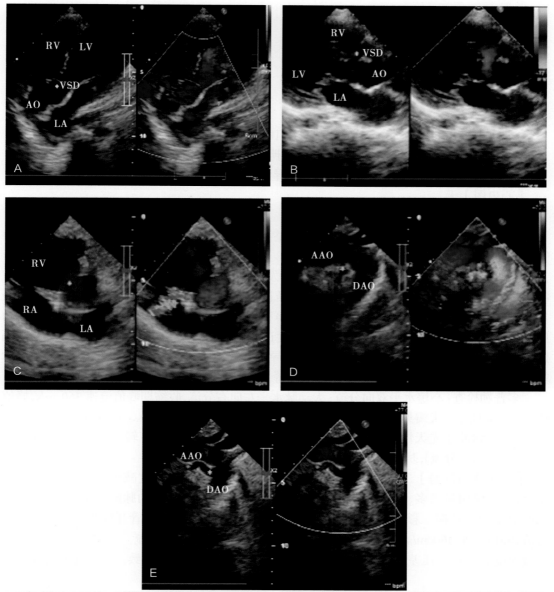

LA. 左心房；LV. 左心室；RA. 右心房；RV. 右心室；AO. 主动脉；

VSD. 室间隔缺损；AAO. 升主动脉；DAO. 降主动脉。

图 45-1　患儿超声心动图表现

A. 心尖五腔心切面显示右心室肥厚，主动脉增宽，主动脉下较大室间隔缺损；B. 左心室长轴切面显示右心室肥大，对位不良型室间隔缺损（*），主动脉增宽骑跨，骑跨率约 50%；C. 大动脉短轴切面显示膜周流出道部室间隔缺损 23mm（*），右心室流出道呈盲端，未见明确肺动脉瓣、主肺动脉及肺动脉分支；D. 胸骨上窝长轴切面见一处体 - 肺动脉侧支血管（*）（CTA 证实）；E. 胸骨上窝长轴切面见另一处体 - 肺动脉侧支血管（*）（CTA 证实）。

病例 46

【病史】患儿，男，8 日龄。出生后呻吟、口吐泡沫半小时，给予"无创辅助通气"治疗。

【体格检查】身长 44.5cm，体重 2.5kg，脉搏 140 次/min，血压 71/35mmHg，SpO_2 90%。

【实验室检查】血常规：Hb 170g/L，余无异常。

【心电图】无。

【X 线】双肺纹理增多、心影饱满。

【心血管 CT】先天性心脏病；室间隔完整型肺动脉闭锁；右心室轻度发育不良；动脉导管未闭；房间隔缺损。

【超声心动图】右心房增大，右心室轻度发育不良，右心室心尖部肌小梁增多、增粗，右心室流出道无明显狭窄，左心房、左心室内径正常。三尖瓣环直径 12.5mm，二尖瓣环直径 15mm。肺动脉瓣环略窄 8mm，肺动脉瓣回声稍增强，未见明显肺动脉瓣启闭活动，主肺动脉及分支发育可。室间隔延续完整，运动幅度正常。房间隔中部见 5mm 回声中断。室间隔延续完整。主肺动脉与降主动脉之间见动脉导管开放，肺动脉端最小内径约 3.5mm，主动脉端内径约 5.6mm，导管长度 9mm。主动脉弓降部未见狭窄。心包无异常。

多普勒检查：心房水平双向分流；大动脉水平左向右分流，收缩期峰值流速 360cm/s，峰值压差 52mmHg；三尖瓣见中量反流，反流速度 350cm/s，压差 49mmHg。见图 46-1。

【超声诊断】先天性心脏病；室间隔完整型肺动脉闭锁；右心室轻度发育不良；动脉导管未闭（左向右分流）；房间隔缺损（双向分流）。

【超声诊断依据】二维超声显示三尖瓣轻度发育不良、开放幅度减小；右心室轻度发育不良，肌小梁明显增多、增粗；肺动脉瓣呈条索样回声增强，未见肺动脉瓣明显启闭活动；未见明显室间隔缺损。彩色多普勒显像未见跨肺动脉瓣血流，动脉导管开放为连续性左向右分流，峰值流速 360cm/s，峰值压差 52mmHg。房间隔缺损为双向分流。三尖瓣见中量反流，反流速度 350cm/s，压差 49mmHg，提示右心室高压，为肺动脉闭锁所致。故上述诊断成立。

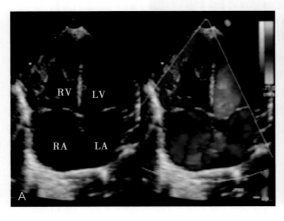
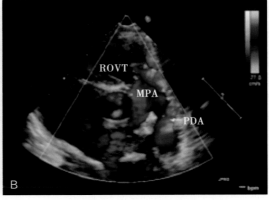

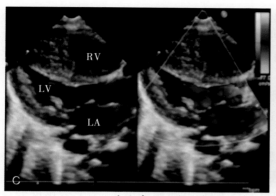
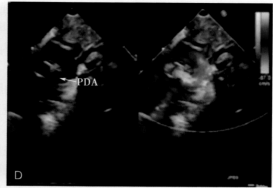

LA. 左心房；LV. 左心室；RA. 右心房；RV. 右心室；RVOT. 右心室流出道；
MPA. 主肺动脉；PDA. 动脉导管未闭。

图 46-1　患儿超声心动图表现

A. 心尖四腔切面显示右心室轻度发育不良，肌小梁增多增粗，三尖瓣轻度发育不良，未见室间隔缺损；B. 大动脉短轴切面显示动脉导管未闭，左向右分流，肺动脉瓣回声增强，未开放，主肺动脉及分支发育尚可；C. 左心室长轴切面显示右心室轻度发育不良，未见室间隔缺损；D. 胸骨上窝切面显示垂直型动脉导管未闭，左向右分流。

【推荐】外科介入治疗（肺动脉瓣打孔、球囊扩张成形术）。

【病理】无。

【点评】心脏超声检查发现肺动脉闭锁 / 室间隔完整，肺循环依赖动脉导管左向右分流供血，三尖瓣及右心室轻度发育不良，心房水平出现被迫式右向左分流。本病属于危重型先天性心脏病，必须保持动脉导管开放、维持肺循环供血，因右心室轻度发育不良，可实施肺动脉瓣再通（介入或外科手术），恢复正常肺循环血流供血。

病例 47

【病史】患儿，女，出生后 25 小时。因产前胎儿心脏超声发现"胎儿肺动脉瓣狭窄伴反流（闭锁待排）、胎儿三尖瓣狭窄伴反流、胎儿主动脉增宽"入院，孕 28^{+1} 周于外院行超声引导下胎儿肺动脉瓣扩张术。

【体格检查】身长 49cm，体重 2.5kg，脉搏 129 次 /min，血压 69/45mmHg，上肢 SpO$_2$ 92%。

【实验室检查】血常规：Hb 190g/L，余无异常。

【心电图】无。

【X 线】双肺纹理增多模糊，心影增大，左心缘圆隆上翘。

【心血管 CT】先天性心脏病；室间隔完整型肺动脉闭锁；右心室重度发育不良；动脉导管未闭；房间隔缺损；卵圆孔未闭。

【超声心动图】右心房扩大，右心室明显肥厚，右心室腔狭小，右心室流出道明显肥厚狭窄，最窄处仅 1.5mm。左心房、左心室稍扩大，左心室室壁厚度正常。三尖瓣环 5mm，二尖瓣环 10mm。肺动脉瓣显示不清，回声增强，未见明显启闭活动，肺动脉瓣环约 5mm，主肺动脉及左右分支发育可。房间隔中部可见卵圆孔开放；室间隔延续完整。主肺动脉与降主动脉之间见动脉导管开放，肺动脉端最小内径约 4mm，主动脉端内径约 10mm，导管长度 7mm。主动脉弓降部未见狭窄。

多普勒检查：心房水平右向左分流；大动脉水平左向右分流，收缩期峰值流速 249cm/s，峰值压差 25mmHg；三尖瓣见少量反流，反流速度 534cm/s，压差 114mmHg；右心室室壁及室间隔内可见点、束状花彩血流。见图 47-1。

【超声诊断】先天性心脏病；室间隔完整型肺动脉闭锁；右心室重度发育不良；动脉导管未闭（左向右分流）；心肌窦样间隙开放；卵圆孔开放（右向左分流）。

【超声诊断依据】二维超声显示三尖瓣明显发育不良、开放幅度极小；右心室极度发育不良，腔小、壁厚，右心室流出道极度狭窄；肺动脉瓣回声增强、显示不清，未见肺动脉瓣明显启闭；未见明显室间隔缺损。彩色多普勒显像未见明显跨肺动脉瓣血流，动脉导管开放为连续性左向右分流，峰值流速 249cm/s，峰值压差 25mmHg。卵圆孔开放为右向左分流。三尖瓣反流速度 534cm/s，压差 114mmHg，提示右心室高压，超过体循环压力，为肺动脉闭锁所致；右心室室壁及室间隔内可见点、束状花彩血流。故上述诊断成立。

【推荐】保持导管开放行 B-T 分流术，分期单心室姑息手术（Glenn/Fontan）。

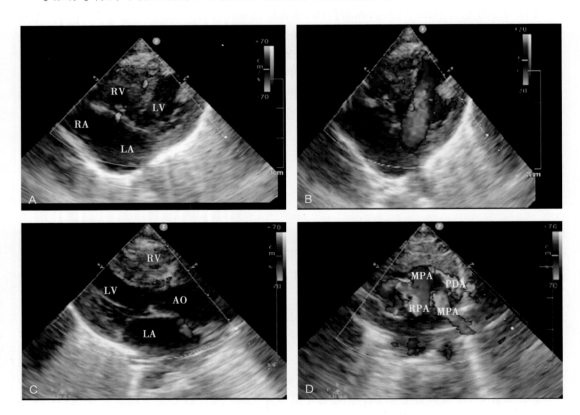

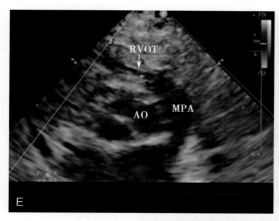
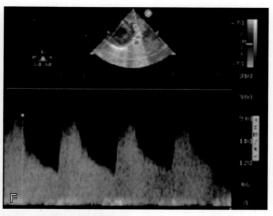
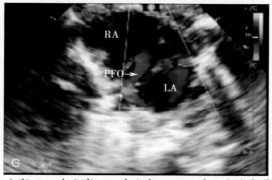

LA. 左心房；LV. 左心室；RA. 右心房；RV. 右心室；RVOT. 右心室流出道；MPA. 主肺动脉；
LPA. 左肺动脉；RPA. 右肺动脉；PDA. 动脉导管未闭；PFO. 卵圆孔未闭。

图 47-1 患儿超声心动图表现

A. 心尖四腔心切面（收缩期）显示右心室极度发育不良，腔小、壁厚，三尖瓣反流较少，右心室室壁及室间隔内可见点、束状花彩血流（心肌窦样间隙开放），未见室间隔缺损；B. 心尖四腔心切面（舒张期）显示三尖瓣明显发育不良，进入右心室的血流极少；C. 左心室长轴切面显示右心室极度发育不良，可见心肌窦样间隙开放，未见室间隔缺损；D. 动脉短轴切面显示动脉导管未闭左向右分流，肺动脉瓣回声增强、显示不清，主肺动脉及分支发育尚可；E. 右心室流出道长轴切面显示右心室极度发育不良，腔小、壁厚，右心室流出道极度狭窄，肺动脉瓣回声增强、显示不清；F. 经动脉导管左向右分流血流频谱，为连续性血流，峰值流速 249cm/s，峰值压差 25mmHg；G. 心尖四腔心切面动态图显示右心室极度发育不良，腔小、壁厚，三尖瓣发育差、开放明显受限，跨三尖瓣血流极少，可见右心室室壁及室间隔内可见点、束状花彩血流（心肌窦样间隙开放），未见室间隔缺损。

【病理】无。

【点评】产前即发现患儿肺动脉重度狭窄或肺动脉闭锁，虽经宫内介入治疗，未见效果。心脏超声检查发现肺动脉闭锁 / 室间隔完整，肺循环依赖动脉导管左向右分流供血，三尖瓣及右心室明显发育不良，右心室高压超过体循环压力，伴心肌窦样间隙开放，有右心室依赖性冠状动脉循环可能，心房水平出现被迫式右向左分流。本病为危重型先天性心脏病，必须尽快保持动脉导管开放或建立体 - 肺通道（B-T 分流）维持肺循环供血，因右心室重度发育不良且有右心室依赖性冠状动脉循环可能，故不能实施右心室减压，而且明显发育不良的右心室本身也无法承担循环功能。

病例 48

【病史】患儿,女,7月龄。体检发现发育落后,SpO$_2$低。

【体格检查】身长63cm,体重6.9kg,脉搏147次/min,血压88/53mmHg,上肢SpO$_2$92%。

【心电图】窦性心律,心率120次/min,余无异常。

【实验室检查】血常规:Hb 110g/L,余无异常。

【X线】双肺血少,双上纵隔影增宽;肺动脉段平直,右心大。心胸比例0.52。

【心血管CT】无。

【超声心动图】右心房、右心室轻度增大,左心内径正常。右心室室壁增厚,室间隔与左心室室壁厚度正常,运动幅度正常。房间隔中部缺损13mm×10mm,室间隔延续完整。各瓣膜形态、启闭未见明显异常。左肺动脉发育弥漫细窄,开口处内径2.5mm。降主动脉与主肺动脉间探及未闭的动脉导管,肺动脉侧内径4.6mm。主动脉弓降部未见异常。

多普勒检查:左肺动脉流速明显加快,近端峰值流速400cm/s,右肺动脉远端分支流速轻度加快,峰值流速323cm/s。动脉水平探及低速左向右分流,峰值流速129cm/s。心房水平左向右分流。见图48-1。

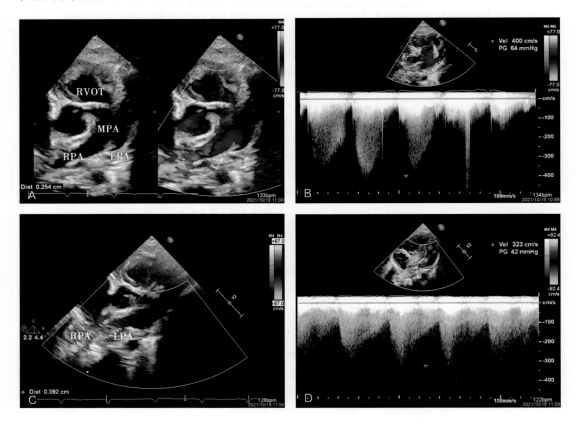

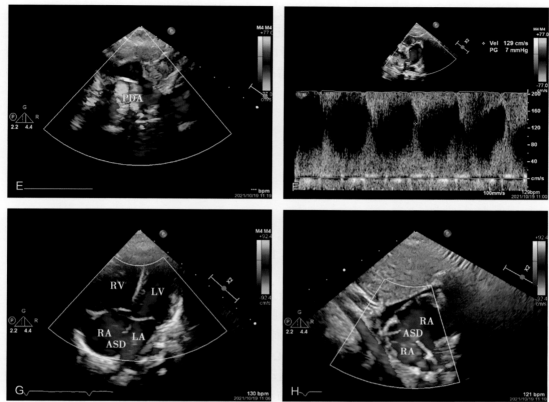

LA. 左心房；LV. 左心室；RA. 右心房；RV. 右心室；ASD. 房间隔缺损；DAO. 降主动脉；
MPA：主肺动脉；RPA. 右肺动脉；LPA. 左肺动脉；PDA. 动脉导管未闭。

图 48-1　患儿超声心动图表现

A. 肺动脉长轴切面显示左肺动脉近端弥漫发育细窄，血流汇聚加速，内径约 2.5mm；B. 肺动脉长轴切面显示左肺动脉流速加快，峰值流速 400cm/s；C. 肺动脉长轴切面彩色多普勒显示右肺动脉远端分支血流加速；D. 肺动脉长轴切面连续多普勒测量右肺动脉远端峰值流速 323cm/s；E. 高位肋间隙胸骨左缘显示左右肺动脉分支及动脉导管未闭，动脉水平低速左向右分流；F. 脉冲多普勒测量动脉导管未闭低速左向右分流，峰值流速 129cm/s；G. 四腔心切面显示右心房、右心室增大，彩色多普勒显示房间隔缺损，心房水平左向右分流；H. 剑突下双心房切面显示Ⅱ孔型房间隔缺损（中央型），心房水平左向右分流。

【超声诊断】先天性心脏病；左肺动脉发育不良；弥漫性狭窄；Ⅱ孔型房间隔缺损；动脉导管未闭；肺动脉高压。

【超声诊断依据】二维超声显示右心房、右心室增大，右心室室壁增厚。房间隔中部回声中断 12mm，室间隔延续完整。主肺动脉及右肺动脉内径正常，左肺动脉发育不良，内径弥漫性细窄约 2.5mm。降主动脉与左肺动脉间导管未闭，导管肺动脉侧内径约 4.6mm。彩色多普勒显示心房水平左向右分流。动脉水平低速左向右分流。左肺动脉流速加快，峰值流速 400cm/s，右肺动脉远端分支流速约 323cm/s。

【推荐】房间隔缺损修补，动脉导管结扎，左肺动脉成形术。

【病理】无。

【点评】患儿生长发育滞后，哭闹后有轻度发绀。心脏超声检查发现右心房和右心室增大、房间隔缺损、动脉导管未闭，左肺动脉弥漫性细窄，主肺动脉处于高压状态，因此动脉水平呈低速左向右分流。因左肺动脉发出位置正常，未包绕左主支气管，可与肺动脉吊带相鉴别。右侧肺动脉远端分支流速轻度加快，需考虑受代偿性血流量增多，为相对性狭窄。应结合 CTA 评估左肺动脉远端及肺内分支发育情况，如肺内血管发育条件好，可手术加宽成形近端左肺动脉。

病例 49

【病史】患儿，女，4 岁。感冒后气促 1 周。

【体格检查】身高 105cm，体重 15kg，脉搏 110 次 /min，血压 92/50mmHg，上肢 SpO_2 99%。

【实验室检查】无异常。

【心电图】窦性心律，心率 110 次 /min，余无异常。

【X 线】双肺血少，双上纵隔影增宽；肺动脉段平直，右心大。心胸比例 0.56。

【心血管 CT】中位心；左肺动脉吊带；左肺动脉近端中度狭窄。

【超声心动图】患儿心脏位于胸骨后方，心房正位，心室右襻，心尖朝左。各房室内径在正常范围。室间隔与左心室室壁厚度正常，运动幅度正常。室间隔延续完整，房间隔中部中断 3mm。各瓣膜形态、结构及启闭正常。主肺动脉延续为右肺动脉，分叉位置未能探及左肺动脉发出，于右肺动脉起始以远 17mm 处探及左肺动脉发出。左肺动脉开口内径约 5.7mm，迂曲绕行左主支气管向左侧走行。大动脉关系及发育正常，主动脉弓降部未见异常。

多普勒检查：左肺动脉血流源自右肺动脉，开口及近端流速轻度加快，峰值流速 160cm/s。心房水平少量左向右分流。见图 49-1。

【超声诊断】先天性心脏病；中位心；肺动脉吊带；卵圆孔未闭。

【超声诊断依据】内脏心房正位，心脏大部分位于胸骨后方，心尖朝下。各房室内径正常。房间隔卵圆孔回声分离 3mm，室间隔延续完整。左心室室壁运动协调，收缩幅度正常。主肺动脉延续为右肺动脉，于右肺动脉起始以远 17mm 处探及左肺动脉发出。左肺动脉开口内径 5.7mm，绕行左主支气管向左侧走行。彩色多普勒显示左肺动脉血流源自右肺动脉，开口及近端流速轻度加快，峰值压差 10mmHg。心房水平少量左向右分流。

【推荐】肺动脉吊带矫治术，卵圆孔修补术。

【病理】无。

【点评】左侧肺动脉吊带时左肺动脉走行在食管前方、左主支气管的右后方，此时主肺动脉位于气管前壁，左肺动脉位于气管右后壁，气管容易受压迫，此外患儿常合并气管狭窄及支气管发育不良。患儿活动后气促。心脏超声检查发现左侧肺动脉发自右肺动脉近端，且向左后方绕行支气管走行。伴有左肺动脉起始端管腔狭窄。检查时无法直接观察到气管的形态，有时在患儿哭闹或咳嗽时可通过伪像确认气管位置。此时患儿容易合并气道发育异常、气管及支气管狭窄，需要结合 CT 明确诊断，必要时可手术时同期行气管成形矫治术。

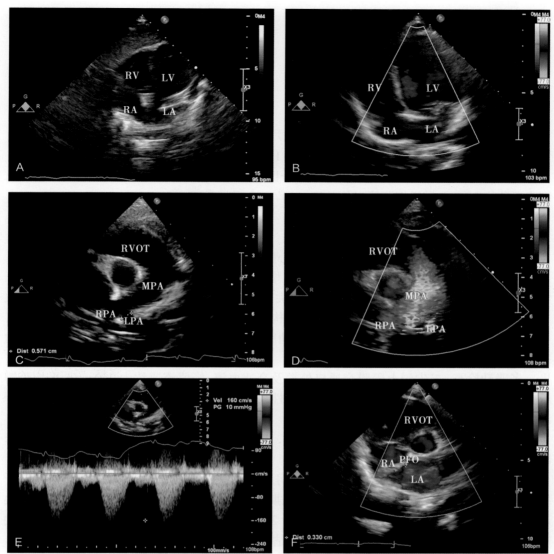

LA. 左心房；LV. 左心室；RA. 右心房；RV. 右心室；RVOT. 右心室流出道；PFO. 卵圆孔未闭；
MPA. 主肺动脉；RPA. 右肺动脉；LPA. 左肺动脉。

图 49-1　患儿超声心动图表现

A. 剑突下四腔心切面显示心尖位于胸骨后方，心脏位置右移，中位心；B. 心尖四腔心切面显示各房室内径
比例正常，二尖瓣微量反流；C. 肺动脉长轴切面显示左肺动脉发自右肺动脉近段，开口较细，内径 5.7mm；
D. 肺动脉长轴切面彩色多普勒显示左肺动脉前向血流加快；E. 肺动脉长轴切面彩色连续多普勒测量左肺
动脉起始峰值流速约 160cm/s；F. 大动脉短轴切面彩色多普勒显示卵圆孔处心房水平左向右分流束。

病例 50

【病史】患儿，女，1 岁。发现心脏杂音半月余。

【体格检查】身长 70cm，体重 8.2kg，脉搏 125 次 /min，血压 95/51mmHg，上肢 SpO_2 98%。

【实验室检查】血常规：中性粒细胞百分比 6.1%，中性粒细胞绝对值 0.49×10^9/L，淋巴细胞百分比 78.3%，淋巴细胞绝对值 6.32×10^9/L，余无异常。

【心电图】窦性心律，心率 144 次 /min。

【X 线】心胸比例 0.57，余无异常。

【心血管 CT】先天性心脏病；二尖瓣左心房面可疑线样负影；动脉导管未闭。

【超声心动图】左心房增大，左心室轻度增大，右心室内径正常。室间隔及室壁厚度正常，运动幅度正常。房室间隔连续完整。二尖瓣上可见环形纤维隔膜回声，长约 2.3mm，致二尖瓣开放受限、关闭欠佳；余瓣膜形态、结构及启闭未见异常。大动脉关系及发育正常，主动脉弓降部未见异常。左肺动脉与降主动脉间探及未闭动脉导管，内径约 2.9mm，长约 3.2mm。心包腔未见明显异常。

多普勒检查：二尖瓣上隔膜交通口处探及高速血流，峰值流速约为 240cm/s，平均跨瓣压差 13mmHg。收缩期二尖瓣少 - 中量中心性反流，源自 A2 区。动脉水平左向右分流，分流峰值流速约 353cm/s。见图 50-1。

【超声诊断】先天性心脏病；二尖瓣上环，二尖瓣重度狭窄并少 - 中量反流；动脉导管未闭；轻度肺动脉高压。

【超声诊断依据】超声心动图显示左心房增大，左心室轻度增大；二尖瓣上可见环形纤维隔膜回声，致二尖瓣开放受限，二尖瓣舒张期血流加速起始于二尖瓣上隔膜处，测量二尖瓣上隔膜交通口处高速血流的峰值流速约为 240cm/s，平均跨瓣压差 13mmHg。同时，二尖瓣关闭欠佳。通过动脉导管左向右分流速度估测肺动脉收缩压轻度增高。

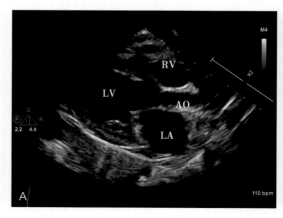
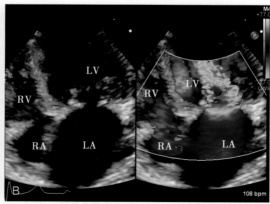

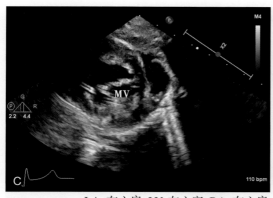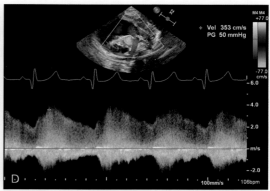

LA. 左心房;LV. 左心室;RA. 右心房;RV. 右心室;AO. 主动脉;MV. 二尖瓣。

图 50-1　患儿超声心动图表现

A. 胸骨旁左心室长轴切面显示左心房增大,左心室轻度增大;B. 心尖四腔心切面显示二尖瓣上可见环形纤维隔膜回声,长约 2.3mm,致二尖瓣开放受限(二维 + 彩色多普勒)、关闭欠佳;C. 胸骨旁左心室短轴切面二尖瓣口水平显示二尖瓣口开放未受限;D. 动脉导管未闭,分流峰值流速约 353cm/s。

【推荐】二尖瓣上隔膜切除术 + 二尖瓣成形术 + 动脉导管结扎术。

【病理】无。

【点评】患儿因心脏杂音入院。心脏超声检查发现舒张期二尖瓣血流加速,需仔细检查二尖瓣上有无隔膜、瓣叶的开放有无受限、瓣下腱索及乳头肌的发育。二尖瓣上环为二尖瓣上长有隔膜,导致二尖瓣狭窄,这种情况下,舒张期二尖瓣血流加速起始于二尖瓣上隔膜处,而二尖瓣口的开放不受限制。一经确诊,需手术处理。

病例 51

【病史】患儿,男,9 岁。发现心脏杂音 9 年。

【体格检查】身高 140cm,体重 40kg,脉搏 90 次 /min,血压 90/60mmHg,上肢 SpO_2 99%。

【实验室检查】血常规:Hb 120g/L,余无异常。

【心电图】无。

【X 线】心胸比例 0.50,余无异常。

【心血管 CT】先天性心脏病;室间隔膜部瘤并缺损,可疑多发缺损;二尖瓣器发育异常,左心房增大。

【超声心动图】左心房增大,余房室内径正常。室间隔及左心室室壁运动幅度正常。室间隔膜周部呈膜部瘤样结构,左心室面基底宽约 13mm,右心室面有效分流口约 1.6mm。房间隔延续完整。二尖瓣前后瓣叶增厚,A2 高度 28mm,P2 高度 23mm;瓣下腱索主要连于内侧乳头肌,于外侧乳头肌之间仅探及少量短小腱索,瓣尖受腱索牵拉开放受限。二尖瓣上可见环形纤维隔膜最长约 6.9mm,亦致瓣叶开放受限,瓣口开放呈偏心性,瓣口面积减小,约

$0.729cm^2$。瓣环前后径及内外径均为 30mm,左右径 26mm;余瓣膜形态、结构及启闭正常。主动脉弓降部未见异常。心包腔未见明显异常。

多普勒检查:二尖瓣口及瓣上隔膜交通口处探及高速血流,峰值流速 260cm/s,平均压差 9mmHg。心室水平左向右少量分流,分流流速约 300cm/s。主动脉瓣微 - 少量反流。三尖瓣微量反流。见图 51-1。

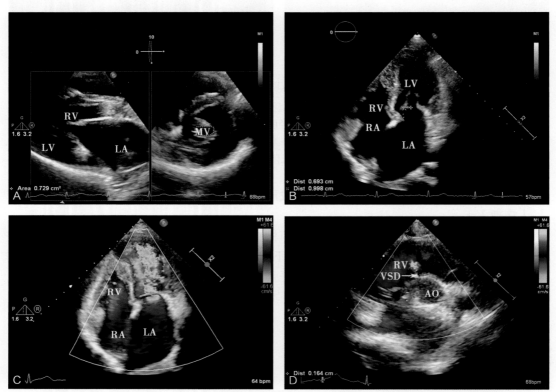

LA. 左心房;LV. 左心室;RA. 右心房;RV. 右心室;MV. 二尖瓣;AO. 主动脉;VSD. 室间隔缺损。

图 51-1　患儿超声心动图表现

A. 二尖瓣下腱索主要连于内侧乳头肌,于外侧乳头肌之间仅探及少量短小腱索,瓣尖受腱索牵拉开放受限;B. 二尖瓣上可见环形纤维隔膜,隔膜长 6.9mm,距二尖瓣环 10.0mm;C. 二尖瓣口及瓣上隔膜交通口处探及高速血流;D. 室间隔膜周部呈膜部瘤样结构,右心室面有效分流口约 1.6mm。

【超声诊断】先天性心脏病;类降落伞型二尖瓣,二尖瓣口狭窄,无明显反流;二尖瓣上隔膜,重度狭窄;微小室间隔缺损(膜周部)。

【超声诊断依据】二维超声显示二尖瓣下腱索主要连于内侧乳头肌,与外侧乳头肌之间仅探及少量短小腱索,瓣尖受腱索牵拉开放受限,瓣口开放呈偏心性,瓣口面积减小;本例同时合并二尖瓣上环形纤维隔膜,导致二尖瓣口及瓣上狭窄,二尖瓣口及瓣上隔膜交通口处探及高速血流。患儿膜周部膜部瘤形成并微小室间隔缺损。

【推荐】二尖瓣上隔膜切除术 + 二尖瓣成形术 + 室间隔缺损修补术。

【病理】无。

【点评】降落伞型二尖瓣属于罕见的先天性二尖瓣畸形,主要表现为二尖瓣腱索附着于左心室底部一组乳头肌上。轻者可无症状,重者主要为二尖瓣狭窄的临床表现,常合并其他心脏畸形。超声心动图表现为二尖瓣叶形态异常,瓣口偏向一侧,瓣下腱索主要连于一侧乳头肌。检查时应着重观察乳头肌数量、位置、大小及与腱索的附着关系,频谱多普勒可帮助判断跨二尖瓣压力阶差,作为二尖瓣狭窄程度的分类依据。对于需手术的患儿,可行二尖瓣成形术,但预后较差,远期往往需要行二尖瓣置换术作为最终的解决方法。

病例 52

【病史】患儿,女,14岁。8年前因"感冒"体检发现心脏杂音,当地医院行心脏超声检查诊断为"二尖瓣增厚并反流",未行系统治疗。患儿平时活动量较同龄人少,易憋喘。无晕厥、咯血、口唇发绀等,生长发育及智力水平与同龄儿无明显差异。

【体格检查】身高163cm,体重43kg,脉搏95次/min,血压99/50mmHg,上肢$SpO_2$100%。

【心电图】窦性心律,左心室高电压,ST-T改变。

【X线】双肺纹理大致正常,未见实变;主动脉结不宽,肺动脉段平直,左心增大。心胸比例0.51。

【心血管CT】无。

【超声心动图】左心房、左心室内径增大,右心房、右心室内径大致正常。室间隔与左心室室壁厚度正常,运动幅度正常。房室间隔回声连续完整。二尖瓣下两组乳头肌,发育正常。二尖瓣叶增厚,瓣缘挛缩;前叶瓣下腱索短小,以2区为著,致瓣叶对合不良;二尖瓣环增宽,前后径约33mm,左右径约35mm,A2区瓣叶高度约32mm,P2区瓣叶高度约14mm。余瓣膜形态、结构、启闭未见明显异常。大动脉关系及发育正常。主动脉弓降部未见明显异常。

多普勒检查:二尖瓣大量偏心性反流,主要源自A2区,缩流颈宽约6.5mm。三尖瓣少量反流。见图52-1。

【超声诊断】先天性心脏病;二尖瓣腱索分化不良;二尖瓣大量反流。

【超声诊断依据】二维超声显示二尖瓣下两组乳头肌,发育正常,前叶瓣下腱索发育短小,以A2区为著,导致瓣叶对合不良,从而出现二尖瓣主要源自A2区的大量偏心性反流。左心房、左心室内径增大,符合二尖瓣反流导致的左心前负荷增加的血流动力学改变。综合以上信息诊断为二尖瓣腱索分化不良,二尖瓣大量反流。

【推荐】直视下二尖瓣成形术。

【病理】无。

【点评】该患儿因"感冒"体检闻及心脏杂音发现二尖瓣反流,行超声心动图检查发现二尖瓣前叶瓣下腱索发育短小,诊断为二尖瓣腱索分化不良,二尖瓣大量反流。患儿左心房、左心室内径增大,尚未出现左心衰竭及肺动脉高压。二尖瓣反流病因明确,反流量大,已导致左心房、左心室内径的增大,如不手术处理,左心会继续增大,最终会导致左心衰竭,严重影响患儿预后。因此应及早行直视下二尖瓣成形术,改善患儿预后。术前心脏超声检查可以帮助评估二尖瓣反流病因、二尖瓣反流程度、有无左心衰竭及肺动脉高压,有利于临床医生选择合适的治疗策略和手术时机。

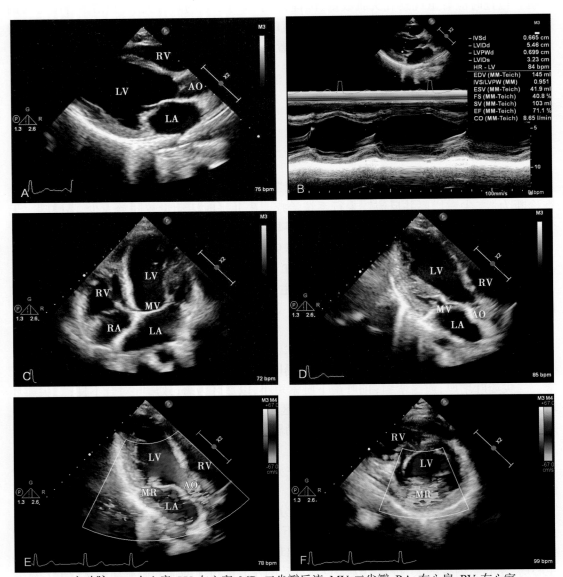

AO. 主动脉;LA. 左心房;LV. 左心室;MR. 二尖瓣反流;MV. 二尖瓣;RA. 右心房;RV. 右心室。

图 52-1　患儿超声心动图表现

A. 胸骨旁左心室长轴切面显示左心房、左心室内径增大,右心室内径正常;B. M 型超声心动图显示左心室内径增大,收缩功能正常;C. 心尖四腔心切面显示二尖瓣前叶瓣下腱索短小;D. 心尖三腔心切面显示二尖瓣前叶瓣下腱索短小;E. 彩色多普勒显示心尖三腔心切面二尖瓣源自 A2 区大量偏心性反流;F. 左心室短轴切面二尖瓣水平彩色多普勒显示二尖瓣主要源自 A2 区大量反流。

病例 53

【病史】患儿，女，7岁。2周前因"感冒"体检发现心脏杂音，当地医院行心脏超声检查诊断为"二尖瓣关闭不全"，未行系统治疗。患儿平素偶有感冒，无蹲踞现象，无晕厥、抽搐，无口唇发绀及呼吸困难，生长发育无滞后，智力发育与同龄儿无明显差异。

【体格检查】身高126cm，体重22kg，脉搏115次/min，血压100/55mmHg，上肢SpO₂100%。

【心电图】窦性心律不齐，左心室高电压。

【X线】双肺纹理大致正常，未见实变；主动脉结不宽，肺动脉段饱满，心室圆隆。心胸比例0.48。

【心血管CT】二尖瓣脱垂；左心房、左心室稍大。

【超声心动图】左心房、左心室内径轻度增大，右心房、右心室内径正常。室间隔与左心室室壁厚度正常，运动幅度正常。房室间隔回声连续完整。二尖瓣环增大，内外径约27.2mm，前后径约25.8mm，瓣叶稍厚、冗长松弛，收缩期整个瓣体脱向左心房，前叶脱垂高度约3.4mm，后叶脱垂高度约4.3mm，致瓣叶关闭不良。三尖瓣叶松弛，瓣环左右径约23.4mm，收缩期瓣体脱向右心房，致瓣叶关闭欠佳。余瓣膜形态、结构、启闭未见明显异常。大动脉关系及发育正常。主动脉弓降部未见明显异常。

多普勒检查：二尖瓣探及多束反流，共计中量。三尖瓣少量反流。见图53-1。

【超声诊断】先天性二尖瓣关闭不全；Barlow综合征；二尖瓣脱垂，中量反流；三尖瓣脱垂，少量反流。

【超声诊断依据】二维超声显示二尖瓣叶稍厚、冗长松弛，收缩期整个瓣体脱向左心房，致瓣叶关闭不良，二尖瓣中量反流；三尖瓣叶同样冗长松弛，收缩期脱向右心房，致瓣叶关闭欠佳，三尖瓣少量反流，符合Barlow综合征的瓣膜表现。左心房、左心室内径增大，符合二尖瓣反流导致的左心前负荷增加的血流动力学改变。综合以上信息诊断为先天性二尖瓣关闭不全、Barlow综合征、二尖瓣脱垂、三尖瓣脱垂。

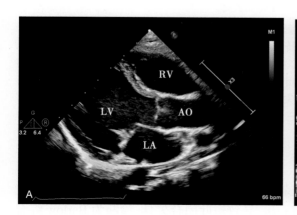
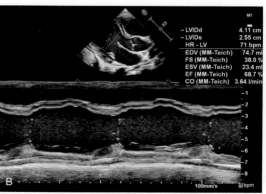

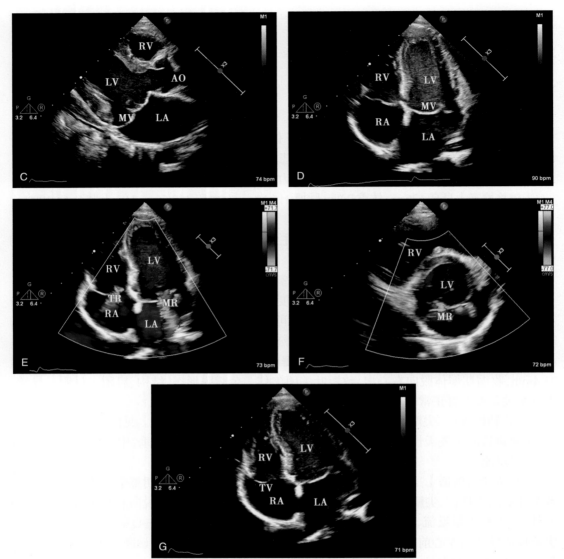

AO. 主动脉；LA. 左心房；LV. 左心室；MR. 二尖瓣反流；MV. 二尖瓣；RA. 右心房；RV. 右心室；
TR. 三尖瓣反流；TV. 三尖瓣。

图 53-1　患儿超声心动图表现

A. 胸骨旁左心室长轴切面显示左心房、左心室内径轻度增大，右心室内径正常；B.M 型超声心动图显示左心室内径轻度增大，收缩功能正常；C. 胸骨旁左心室长轴切面显示二尖瓣叶稍厚、冗长松弛，收缩期整个瓣体脱向左心房；D. 心尖四腔心切面显示二尖瓣叶稍厚、冗长松弛，收缩期整个瓣体脱向左心房；E. 彩色多普勒显示心尖四腔心切面二尖瓣多束反流，三尖瓣少量反流；F. 左心室短轴切面二尖瓣水平彩色多普勒显示二尖瓣多束反流；G. 心尖四腔心切面显示三尖瓣叶冗长松弛，收缩期整个瓣体脱向右心房。

【推荐】直视下二尖瓣成形术。

【病理】无。

【点评】该患儿因"感冒"体检闻及心脏杂音发现二尖瓣关闭不全，行超声心动图检查发现二、三尖瓣均瓣叶冗长松弛，收缩期脱向心房，导致瓣叶闭合欠佳，诊断为 Barlow 综合征,二尖瓣脱垂,二尖瓣中量反流,三尖瓣脱垂,少量反流。患儿左心房、左心室内径增大,尚未出现左心衰竭及肺动脉高压。二尖瓣反流病因明确,反流量较大,已导致左心房室内径增大,如不手术处理,二尖瓣反流量继续增加,左心继续增大,最终会出现左心衰竭,严重影响患儿预后。因此应择期行直视下二尖瓣成形术,减少二尖瓣反流量,防止病程发展。术前超声心动图可以帮助评估二尖瓣反流病因、二尖瓣反流程度、有无左心衰竭及肺动脉高压,有利于临床医生选择合适的治疗策略和手术时机。

病例 54

【病史】患儿,男,4岁。2周前查体发现心脏杂音,于当地医院行心脏超声检查诊断为"先天性心脏病,二尖瓣关闭不全",未行系统治疗。患儿平时无特殊不适主诉,活动量可,容易感冒,感冒后气短,口唇无发绀,否认晕厥、咯血等,生长发育及智力水平与同龄儿无明显差异。

【体格检查】身高112cm,体重18kg,脉搏115次/min,血压95/53mmHg,上肢SpO$_2$ 100%。

【心电图】无。

【X线】双肺纹理大致正常,未见实变;主动脉结不宽,肺动脉段平直,左心房、左心室增大。心胸比例0.48。

【心血管CT】无。

【超声心动图】左心房、左心室内径增大,右心房、右心室内径正常。室间隔与左心室室壁厚度正常,运动幅度正常。房室间隔回声连续完整。二尖瓣环增大,前后径约28mm,内外径约26mm,前叶A2区可探及Ⅲ度裂口,裂缘增厚,对合不拢,后叶形态良好。余瓣膜形态、结构、启闭未见明显异常。大动脉关系及发育正常。主动脉弓降部未见明显异常。

多普勒检查:二尖瓣大量反流,缩流颈宽约7mm。三尖瓣微-少量反流。见图54-1。

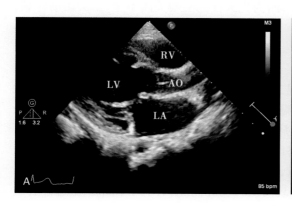
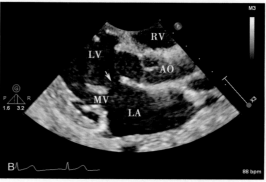

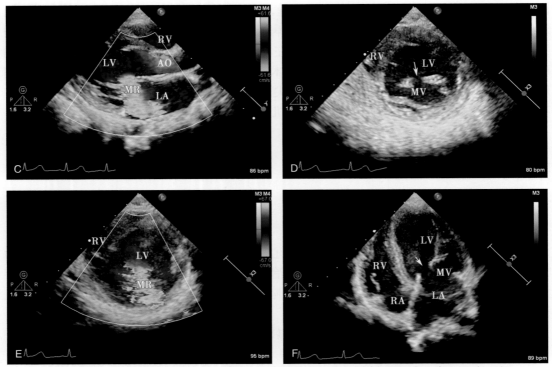

AO. 主动脉；LA. 左心房；LV. 左心室；MR. 二尖瓣反流；MV. 二尖瓣；RA. 右心房；RV. 右心室。

图 54-1　患儿超声心动图表现

A. 胸骨旁左心室长轴切面显示左心房、左心室内径增大，右心室内径正常；B. 胸骨旁左心室长轴切面箭头所指二尖瓣前叶较大裂口；C. 胸骨旁左心室长轴切面彩色多普勒显示二尖瓣大量反流，起自二尖瓣前叶裂口处；D. 左心室短轴切面二尖瓣水平箭头所指二尖瓣前叶裂口，裂缘增厚；E. 左心室短轴切面二尖瓣水平彩色多普勒显示二尖瓣大量反流，起自二尖瓣前叶裂口处；F. 心尖四腔心切面箭头所指二尖瓣前叶裂口。

【超声诊断】先天性二尖瓣关闭不全；二尖瓣前叶裂；二尖瓣大量反流。

【超声诊断依据】二维超声明确显示二尖瓣前叶裂口，裂缘增厚，对合不拢，彩色多普勒显示反流束起自裂口，而非瓣口。左心房、左心室内径增大，符合二尖瓣反流导致的左心前负荷增加的血流动力学改变。综合以上信息诊断为先天性二尖瓣关闭不全，二尖瓣前叶裂，二尖瓣大量反流。

【推荐】直视下二尖瓣成形术。

【病理】无。

【点评】该患儿因体检闻及心脏杂音发现二尖瓣关闭不全，行超声心动图检查发现二尖瓣前叶Ⅲ度裂口，诊断为二尖瓣前叶裂，二尖瓣大量反流。患儿左心房、左心室内径增大，尚未出现左心衰竭及肺动脉高压。二尖瓣反流病因明确，反流量大，已导致左心房、左心室内径增大，如不手术处理，左心会继续增大，最终出现左心衰竭，严重影响患儿预后。因此应及早行直视下二尖瓣成形术，减少二尖瓣反流量，防止病程发展。术前心脏超声可以帮助评估二尖瓣反流病因、二尖瓣反流程度、有无左心衰竭及肺动脉高压，有利于临床医生选择合适的治疗策略和手术时机。

病例 55

【病史】患儿，女，1.5 岁。生长发育迟缓 1 年，气短半年。

【体格检查】身长 90cm，体重 7.5kg，脉搏 95 次 /min，血压 80/50mmHg，上肢 SpO$_2$ 100%。

【实验室检查】血常规：Hb 95g/L。

【心电图】窦性心律，心率 95 次 /min，左心室高电压。

【X 线】双肺血增多，左心明显增大。心胸比例 0.62。

【心血管 CT】无。

【超声心动图】左心房、左心室内径增大，右心房、右心室内径在正常范围。室壁厚度及运动幅度正常。房室间隔完整。二尖瓣环内径在正常范围，前后 × 左右内径为 21mm × 18mm，瓣叶增厚，瓣下腱索分化不良，前外及后内侧乳头肌肥大，直接连接瓣体，限制瓣体活动，开放受限，A2、P2 区闭合不良。余瓣膜结构、功能良好。心包腔无积液。

多普勒超声：二尖瓣前向血流加速，平均压差 8mmHg，收缩期大量反流。见图 55-1。

【超声诊断】先天性心脏病；二尖瓣腱索分化不良；二尖瓣轻度狭窄，大量反流（Carpentier's ⅢA 型）。

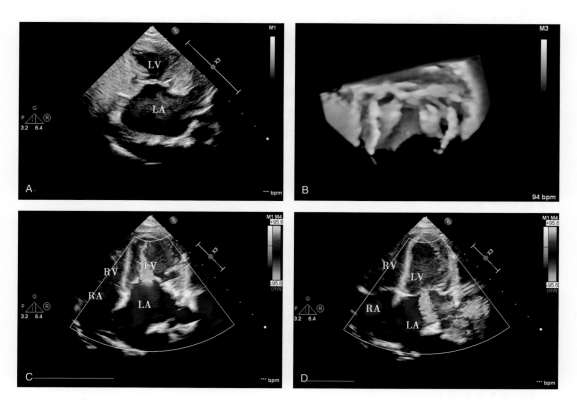

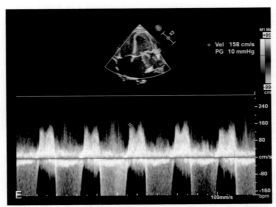

LA. 左心房；LV. 左心室；RV. 右心室；AO. 主动脉。

图 55-1　患儿超声心动图表现

A. 二尖瓣下腱索分化不良，两组乳头肌基本与瓣体融合；B. 三维超声显示前外及后内乳头肌直接连接瓣体；C. 彩色多普勒显示二尖瓣口前向血流汇聚；D. 彩色多普勒显示收缩期二尖瓣大量反流；E. 连续多普勒频谱显示二尖瓣血流加速。

　　【超声诊断依据】二维超声显示二尖瓣体增厚，开放受限。瓣下腱索明显减少、缩短，两腔心切面显示两组粗大乳头肌直接与瓣体相连，限制了瓣体的活动，导致瓣体开放不充分，对合时受限，对合不良。此种二尖瓣关闭不全属于瓣体受瓣下结构栓系、限制导致，分型属于 Carpentier's ⅢA 型。

　　【推荐】二尖瓣成形术。

　　【病理】无。

　　【点评】腱索分化不良型二尖瓣属于先天性二尖瓣功能障碍中的一种，约占所有先天性二尖瓣功能障碍的 40%。目前认为胎儿期二尖瓣下组织胶化过程停止，未形成正常的腱索结构，导致腱索短粗、融合、稀少，甚至部分区域未发育，肥大的乳头肌可以直接与瓣体融合。出生后大部分患儿表现为二尖瓣关闭不全，严重者出现二尖瓣狭窄。二尖瓣狭窄患儿的手术难度较高，需要二次成形或换瓣的可能性增加。

病例 56

　　【病史】患儿，男，10 岁。发现先天性心脏病 1 个月。

　　【体格检查】身高 155cm，体重 58kg，脉搏 62 次 /min，血压 95/65mmHg，上肢 SpO_2 100%。

　　【实验室检查】血常规：中性粒细胞百分比 32.4%，淋巴细胞百分比 56.3%；淋巴细胞绝对值 3.54×10^9/L，红体分布宽度标准差 36.7fl，血小板计数 409×10^9/L，血小板压积 0.39%，余无异常。

　　【心电图】窦性心律不齐，余无异常。

　　【X 线】心胸比例 0.46。

【心血管 CT】先天性心脏病；主动脉瓣下狭窄。

【超声心动图】各心房、心室内径正常。室间隔与左心室室壁增厚，室壁运动幅度正常。房室间隔连续完整。主动脉瓣下距主动脉瓣环约 3.5mm 处探及一处僵硬的隔膜样回声，长约 9.1mm，致左心室流出道狭窄，最窄处内径约 6.9mm。主动脉瓣轻度增厚，开放正常，闭合欠佳；余瓣膜形态、结构、启闭正常。升主动脉及主动脉弓降部未见异常。

多普勒检查：收缩期左心室流出道前向血流明显增快，峰值流速 410cm/s，峰值压差 67mmHg。主动脉瓣微量反流。二尖瓣微量反流。见图 56-1。

【超声诊断】先天性心脏病；主动脉瓣下隔膜并重度狭窄；主动脉瓣微量反流。

【超声诊断依据】超声心动图显示主动脉瓣下左心室流出道收缩期血流明显加速，测量峰值流速达 410cm/s，主动脉瓣下狭窄诊断明确。诊断需进一步判断造成狭窄的物理性原因，本例为主动脉瓣下隔膜所致。对主动脉瓣的观测结果显示为正常。

【推荐】主动脉瓣下狭窄矫治术（隔膜切除）。

【病理】无。

【点评】本例为主动脉瓣下隔膜造成的主动脉瓣下狭窄，除隔膜外，主动脉瓣下还可以表现为肌性狭窄或心脏手术后继发的狭窄。部分患儿可能同时合并主动脉瓣狭窄，行超声检查时，应仔细观测、判断是单纯主动脉瓣下狭窄，还是同时合并主动脉瓣狭窄。主动脉瓣下隔膜造成的主动脉瓣下狭窄一经发现，建议尽早择期手术切除隔膜，避免因长期高速血流流经主动脉瓣而造成主动脉瓣的器质性损伤。

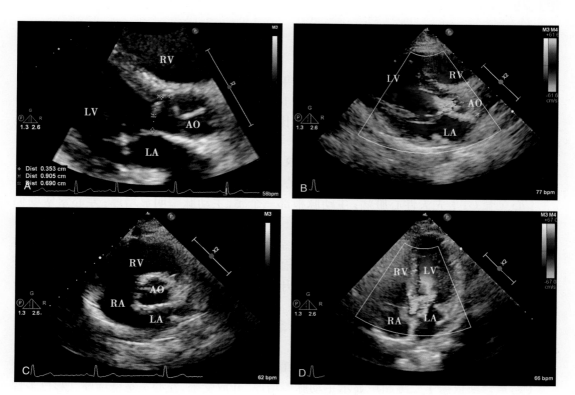

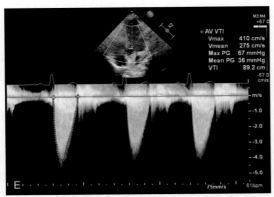

LA. 左心房；LV. 左心室；RA. 右心房；RV. 右心室；AO. 主动脉。

图 56-1　患儿超声心动图表现

A、B. 胸骨旁左心室长轴切面显示各心房、心室内径正常，主动脉瓣启闭大致正常，主动脉瓣下探及隔膜样回声，长约 9.1mm，距主动脉瓣环约 3.5mm，致左心室流出道狭窄（二维）；主动脉瓣下隔膜处血流加速（彩色多普勒）；C. 大动脉短轴切面显示主动脉瓣形态及启闭正常；D、E. 心尖五腔心切面显示主动脉瓣下血流加速呈五彩镶嵌状（彩色多普勒）；测量狭窄处前向峰值流速约 410cm/s（连续多普勒）。

病例 57

【病史】患儿，女，3 岁。发现心脏杂音 3 年。

【体格检查】身长 97cm，体重 13.5kg，脉搏 106 次 /min，血压 87/43mmHg，上肢 SpO$_2$ 100%。

【实验室检查】血常规：中性粒细胞百分比 37.5%，淋巴细胞百分比 51.1%，淋巴细胞绝对值 3.79×10^9/L，余无异常。

【心电图】窦性心律，心率 122 次 /min，PR 间期 108ms，QT/QTc 322/446ms，余无异常。

【X 线】双肺纹理加重，肺动脉段饱满。心胸比例 0.48。

【心血管 CT】先天性心脏病；主动脉根部三个窦，主动脉瓣明显增厚；左心室室壁偏厚，考虑继发性改变。

【超声心动图】各心房、心室内径正常。室间隔和左心室室壁增厚，运动幅度正常。房室间隔连续完整。主动脉可见三个窦，左右冠瓣融合，呈二叶启闭，瓣叶增厚，开放明显受限，关闭尚可。余瓣膜形态、启闭未见异常。升主动脉及主动脉弓降部内径正常。心包腔未见异常。

多普勒检查：主动脉瓣前向血流明显增快，峰值流速达 434cm/s，平均跨瓣压差约 37mmHg，舒张期微量反流。三尖瓣微量反流。见图 57-1。

【超声诊断】先天性心脏病；主动脉瓣二瓣化畸形；主动脉瓣重度狭窄。

【超声诊断依据】二维超声显示主动脉瓣增厚、开放受限，左心室室壁增厚。彩色多普勒显示主动脉瓣口收缩期血流加速，呈五彩镶嵌血流，连续多普勒测量流速增快，峰值流速达

434cm/s,平均跨瓣压差达 37mmHg。于大动脉短轴切面显示主动脉窦的数目、瓣叶的数目及瓣叶增厚、融合的情况。本病例显示为三个窦，三叶但左右冠瓣融合，呈功能性二叶。因此诊断为先天性心脏病，主动脉瓣二瓣化畸形，主动脉瓣重度狭窄。

【推荐】择期主动脉瓣成形术。

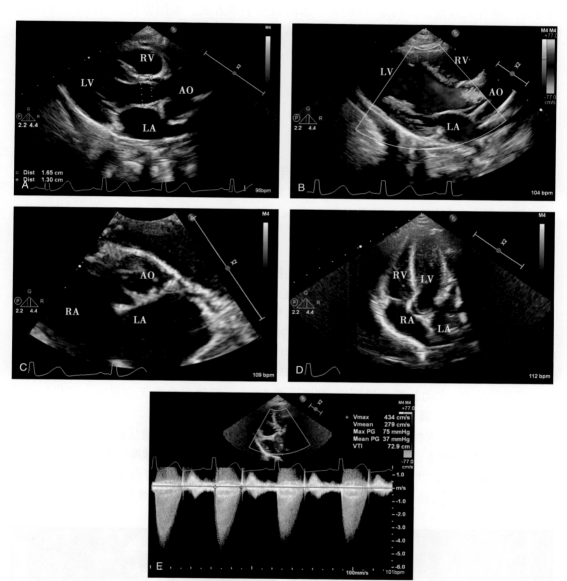

LA. 左心房；LV. 左心室；RA. 右心房；RV. 右心室；AO. 主动脉。

图 57-1　患儿超声心动图表现

A、B. 胸骨旁左心室长轴切面显示左心室室壁增厚，主动脉瓣增厚，开放受限（二维）；主动脉瓣口呈五彩镶嵌血流（彩色多普勒）；C. 胸骨旁大动脉短轴切面显示主动脉三个窦，左右冠瓣融合，呈二叶，瓣叶增厚、开放受限；D、E. 心尖五腔心切面显示主动脉瓣增厚、开放受限（二维），主动脉瓣口收缩期峰值流速约 434cm/s，平均跨瓣压差约 37mmHg（连续多普勒）。

【病理】无。

【点评】患儿因心脏杂音入院,超声心动图是首选的检查手段。检查发现,主动脉瓣明显增厚、开放受限,连续多普勒测量峰值流速及平均跨瓣压差,达重度狭窄标准,主动脉瓣重度狭窄诊断明确。此外,超声需进一步判断主动脉瓣环、瓣叶和升主动脉及主动脉弓情况,同时需判断有无其他合并畸形,以明确手术时机及手术方式。本例患儿主动脉瓣达到重度狭窄,但无明显临床症状,可择期行主动脉瓣成形手术。

病例 58

【病史】患儿,男,9岁。活动耐量下降 1 年余,发现心脏杂音 2 月余。

【体格检查】身高 139cm,体重 34kg,脉搏 86 次 /min,血压 96/50mmHg,上肢 SpO_2 98%。

【实验室检查】血常规:白细胞计数 $10.05 \times 10^9/L$,淋巴细胞绝对值 $4.84 \times 10^9/L$,余无异常。

【心电图】心律不齐。

【X线】心胸比例 0.50,余无异常。

【心血管 CT】主动脉瓣二瓣化畸形;主动脉根窦部扩张;左心室偏大。

【超声心动图】左心房、左心室增大,右心房、右心室内径正常。房间隔延续完整。室间隔及左心室室壁厚度正常,运动协调,收缩幅度正常。主动脉瓣叶左冠瓣、无冠瓣融合,开放呈前后排列二叶式,左无交界融合部位的瓣缘与右冠瓣缘对合不拢。肺动脉瓣环内径19mm,三叶瓣叶功能良好。余瓣膜形态、结构、启闭未见明显改变。主动脉窦部增宽,升主动脉及主动脉弓降部正常。心包腔未见明显异常。

多普勒检查:主动脉瓣大量反流,缩流颈约 5.2mm,反流起自左无交界融合部位的瓣缘与右冠瓣缘对合处。肺动脉瓣微量反流。见图 58-1。

【超声诊断】先天性心脏病;主动脉瓣二瓣化畸形;主动脉瓣大量反流。

【超声诊断依据】二维超声显示左心房、左心室内径增大,主动脉瓣叶左冠瓣、无冠瓣融合,开放呈前后排列二叶式,左无交界融合部位的瓣缘与右冠瓣缘对合不拢,定量测量反流的各项指标后达到大量反流标准。排除扩张型心肌病等原因导致的继发主动脉瓣反流。

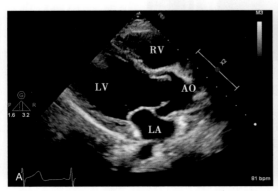
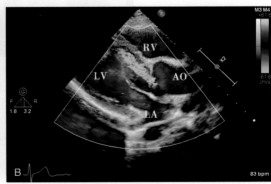

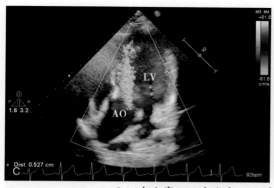 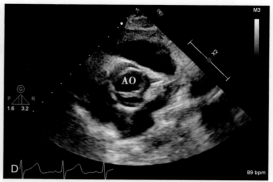

LA. 左心房;LV. 左心室;RA. 右心房;RV. 右心室;AO. 主动脉。

图 58-1　患儿超声心动图表现

A、B. 胸骨旁左心室长轴切面显示左心房、左心室内径增大(二维);舒张期可见源自主动脉瓣口血流束进入左心室(彩色多普勒);C. 心尖五腔心切面显示主动脉瓣口舒张期大量反流,反流缩流颈宽度约 5.2mm(彩色多普勒);D. 胸骨旁大动脉短轴切面显示主动脉瓣叶左冠瓣、无冠瓣融合,开放呈前后排列二叶式,左无交界融合部位的瓣缘与右冠瓣缘对合不拢。

【推荐】择期行自体肺动脉瓣移植术。

【病理】无。

【点评】心脏超声检查明确为主动脉瓣反流。首先需判断主动脉瓣的反流原因为主动脉瓣叶左冠瓣、无冠瓣融合,开放呈前后排列二叶式,左无交界融合部位的瓣缘与右冠瓣缘对合不拢所致。进一步需通过对左心房和左心室内径增大的程度,反流束的起源、宽度、长度、范围及定量指标判定反流程度。本病例诊断为主动脉瓣二瓣化畸形,主动脉瓣大量反流。患儿活动耐量差,有手术指征。本例主动脉瓣成形难度大、手术效果差,患儿肺动脉瓣仅有微量反流,推荐择期行自体肺动脉瓣移植术。

病例 59

【病史】患儿,男,3 岁。发现心脏杂音 1 周。

【体格检查】身长 98cm,体重 13kg,脉搏 123 次 /min,血压 102/60mmHg,上肢 SpO$_2$ 99%。

【实验室检查】血常规:中性粒细胞百分比 25.9%,中性粒细胞绝对值 1.18×10^9/L,淋巴细胞百分比 67.5%,红细胞计数 4.24×10^9/L,Hb 124g/L,血细胞比容 38.2%,余无异常。

【心电图】窦性心律,心率 126 次 /min,心电轴右偏,不完全性右束支传导阻滞,V$_5$ 导联 R/S<1,QT/QTc 314/453ms,余无异常。

【X 线】心胸比例 0.49,余无异常。

【心血管 CT】先天性心脏病;主动脉瓣上狭窄;主肺动脉增宽;右肺上叶索条影。

【超声心动图】各房室大小正常。左心室室壁均匀增厚,室壁运动幅度正常。房室间隔连续完整。主动脉窦管交界处内膜增厚,管腔狭窄,内径约 5.5mm,升主动脉内膜增厚,内径正常,主动脉弓降部管腔通畅。主肺动脉及左右肺动脉无狭窄。各瓣膜形态、结构、启闭正常。心包腔无积液。

多普勒检查:主动脉窦管交界狭窄处血流加速,峰值流速 381cm/s,峰值压差 58mmHg。见图 59-1。

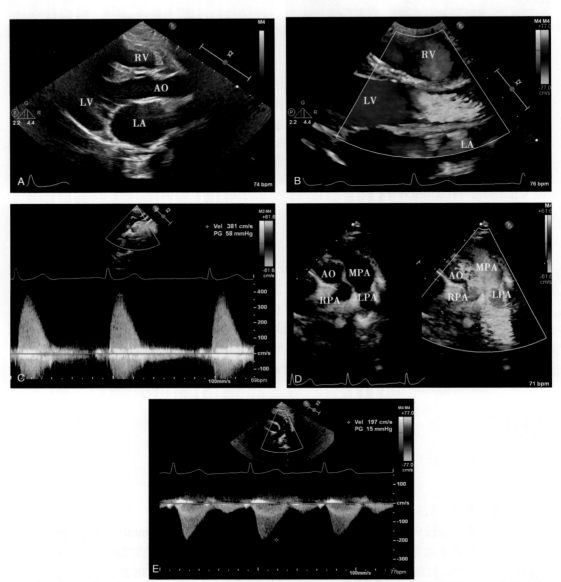

LA. 左心房;LV. 左心室;RA. 右心房;RV. 右心室;AO. 主动脉;MPA. 主肺动脉;LPA. 左肺动脉;RPA. 右肺动脉。

图 59-1 患儿超声心动图表现

A~C. 胸骨旁左心室长轴切面显示各心房、心室内径正常,主动脉瓣上自窦管交界处向上至主动脉弓内膜增厚,窦管交界处管腔狭窄(二维);主动脉瓣上窦管交界处血流加速(彩色多普勒);测量狭窄处前向峰值流速约 381m/s(连续多普勒);D、E. 大动脉短轴切面显示主肺动脉及左右肺动脉无狭窄(彩色多普勒),左肺动脉流速稍快,约 197cm/s(脉冲多普勒)。

【超声诊断】先天性心脏病；主动脉瓣上狭窄(窦管交界处)。

【超声诊断依据】二维超声显示主动脉瓣上自窦管交界处向上至主动脉弓内膜增厚，窦管交界处管腔狭窄。彩色多普勒主动脉瓣上窦管交界处血流加速，连续多普勒测量流速增快，峰值流速 381cm/s。肺动脉分支内径及流速正常。

【推荐】主动脉瓣上狭窄矫治术。

【病理】无。

【点评】患儿因心脏杂音入院。心脏超声检查发现主动脉瓣上狭窄。对于此病，除明确主动脉瓣上狭窄位置、狭窄累及范围、狭窄程度，还应观察主动脉内膜增厚累及的范围及主动脉弓发育情况。同时，需明确肺动脉分支的发育情况。部分患儿可能同时合并主动脉瓣狭窄，行超声检查时，应仔细观测、判断是单纯主动脉瓣上狭窄，还是同时合并主动脉瓣狭窄。另外，超声需仔细观察冠状动脉，包括起源、走行及开口处管腔内径有无异常。

病例 60

【病史】患儿，男，3 个月 11 日龄。产后发现心脏畸形就诊。

【体格检查】身长 57cm，体重 4.0kg，脉搏 150 次 /min，右上肢血压 103/67mmHg，右下肢血压 92/63mmHg，左上肢血压 90/66mmHg，左下肢血压 81/64mmHg，上肢 $SpO_2$100%。

【实验室检查】血气分析：pH 7.319，PCO_2 47.7mmHg，PO_2 166mmHg，SpO_2 99.9%，乳酸 0.6mmol/L。

【心电图】窦性心动过速，心率 170 次 /min，右心室肥大，T 波改变。

【X 线】先天性心脏病，肺血多；心影增大。心胸比例 0.67。

【心血管 CT】内脏心房正位，心脏位置可，左侧上腔静脉沿左侧下行，汇入冠状静脉窦，冠状静脉窦扩大，余腔肺静脉回流正常，房间隔连续性中断，直径约 11.7mm，右心房增大，左心房未见明显增大。房室连接一致，室间隔连续性中断，直径约 3.4mm，左右心室未见明显扩大。心室大动脉连接一致，主动脉起源于左心室，左心室流出道未见明显异常，升主动脉、主动脉弓及降主动脉位置及走行未见明显异常，主动脉弓由前向后分别分出头臂干、左颈总动脉、左椎动脉及左锁骨下动脉，主动脉弓降部环状狭窄，最窄处宽约 2.1mm，狭窄前弓部偏小，狭窄后主动脉扩张，内径 9.1mm，主动脉根部直径约 10.5mm，主动脉弓部头臂干下水平直径约 6.3mm，左颈总动脉下水平直径约 5.1mm，左锁骨下动脉下水平直径约 4.9mm；左右冠状动脉未见明显异常；肺动脉起源于右心室，右心室流出道未见明显狭窄，肺动脉干扩张，直径约 18.2mm，右肺动脉直径约 10.3mm，左肺动脉直径约 9.4mm。外围肺动脉增粗、扭曲、不规则。

CTA 诊断：先天性心脏病；主动脉弓降部缩窄，弓部发育不良，右心房增大，房间隔缺损，室间隔缺损，肺动脉高压征象；冠状静脉窦扩大，残存左上腔静脉，左椎动脉由主动脉弓发出；肺炎、肺发育不良。

【超声心动图】主动脉瓣呈二叶式，左右冠瓣融合，呈前后开放，开放活动可，主动脉瓣环约 7.1mm。升主动脉发育可，主动脉弓降部管状缩窄，长约 21.4mm，弓部宽 4.3mm，峡部最窄处内径 3.0mm，远端降主动脉稍扩张，内径 7.8mm。房间隔回声中断 9.9mm，位于继发孔，左心房内见四支肺静脉汇入。室间隔回声中断 7.3mm，位于肺瓣下。右心增大。冠状静脉窦扩大。

多普勒检查：主动脉弓降部最窄处峰值流速 276cm/s，峰值压差 31mmHg；室间隔水平探及红蓝双向分流；房间隔缺损处红色分流束；二尖瓣轻度反流；三尖瓣轻-中度反流，峰值流速 517cm/s，峰值压差 107mmHg。肺动脉瓣轻度反流。左上腔静脉残存。见图 60-1。

【超声诊断】先天性心脏病；主动脉弓降部管状缩窄；主动脉瓣二叶畸形；室间隔缺损（肺瓣下内径 7.3mm）；房间隔缺损（继发孔内径 9.9mm）；冠状静脉窦扩大，左上腔静脉残存；三尖瓣轻-中度反流；二尖瓣及肺动脉瓣轻度反流；重度肺动脉高压。

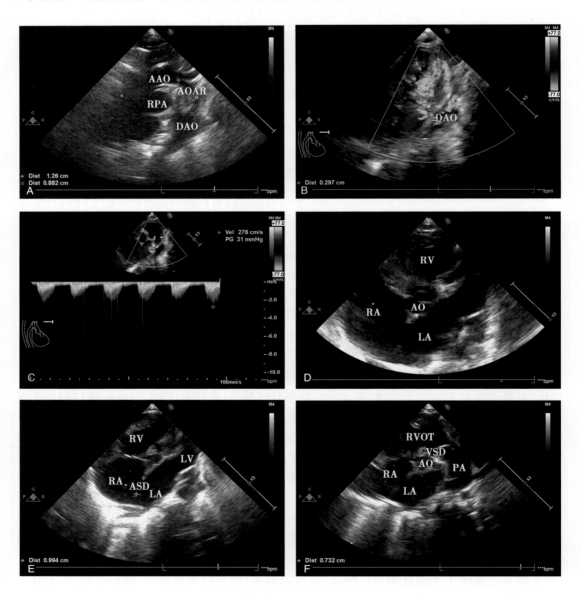

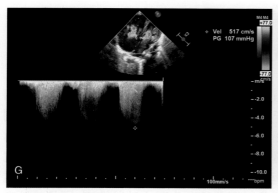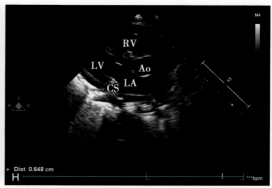

AO. 主动脉；AAO. 升主动脉；AOAR. 主动脉弓；DAO. 降主动脉；LA. 左心房；LV. 左心室；RA. 右心房；RV. 右心室；RVOT. 右心室流出道；PA. 肺动脉；RPA. 右肺动脉；ASD. 房间隔缺损；VSD. 室间隔缺损；CS. 冠状静脉窦。

图 60-1　患儿超声心动图表现

A. 主动脉弓降部管状缩窄，长约 21.4mm；B. 主动脉弓降部最窄处内径 3.0mm；C. 主动脉弓降部最窄处峰值流速 276cm/s，峰值压差 31mmHg；D. 主动脉瓣呈二叶式，左右冠瓣融合，呈前后开放；E. 房间隔回声中断9.9mm，位于继发孔，左心房内见肺静脉汇入；F. 室间隔回声中断 7.3mm，位于肺瓣下；G. 三尖瓣反流峰值流速 517cm/s，峰值压差 107mmHg，提示重度肺动脉高压；H. 冠状静脉窦扩大。

【超声诊断依据】二维超声显示主动脉发出三个分支后在主动脉弓降部存在管状缩窄，峡部最窄处内径 3.0mm，长约 21.4mm。彩色多普勒显示最窄处峰值流速 276cm/s，峰值压差 31mmHg。主动脉瓣呈二叶式，左右冠瓣融合，呈前后开放。左心室后负荷增高，导致二尖瓣轻度反流。左心房压升高导致肺静脉压升高，进一步加重肺动脉高压。彩色多普勒显示室间隔缺损水平双向分流，房间隔水平红色分流。三尖瓣出现轻 - 中度反流，三尖瓣反流峰值压差 107mmHg，提示存在重度肺动脉高压。

【推荐】主动脉弓缩窄矫治 + 室间隔缺损修补 + 房间隔缺损修补术。

【病理】无。

【点评】患儿产前即发现心脏畸形，出生后超声提示主动脉弓降部管状缩窄，主动脉瓣二叶畸形，室间隔缺损，房间隔缺损，重度肺动脉高压。同时心脏 CTA 也证实了超声检查结果。该患儿主动脉弓降部缩窄为导管前型，合并有心内畸形。患儿气急、汗多、喂养困难。主动脉弓缩窄的血流动力学改变主要是狭窄近心端血压增高，使左心后负荷增加，出现左心室肥大、劳损，从而导致充血性心力衰竭。缩窄远端血管血流减少，缩窄程度不同造成病理改变不一。患儿诊断明确，有手术指征，可择期行手术治疗。

病例 61

【病史】患儿，男，10 岁 7 月龄。因"血压偏高 1 月余"入院。

【体格检查】心律齐，心音中等，未闻及杂音。四肢血压：右上肢 151/89mmHg，左上肢

157/97mmHg，右下肢 102/66mmHg，左下肢 105/82mmHg。上肢 SpO$_2$ 100%。

【实验室检查】未见明显异常。

【心电图】窦性心律，心率 87 次 /min，余无异常。

【X 线】未见明显异常。

【心血管 CT】内脏心房正位，房室连接正常，心房、心室未见明显增大，腔肺静脉回流正常，未见房室间隔缺损，主动脉弓起始于左心室，起始部宽约 20.6mm，主动脉弓分别发出头臂干、左颈总动脉、左锁骨下动脉，主动脉弓降部明显狭窄，宽约 7mm，降主动脉横膈水平直径约 13.4mm。肺动脉发自右心室，右心室流出道未见明显狭窄，主肺动脉宽约 19.2mm，右肺动脉主干宽约 12.9mm，左肺动脉主干宽约 10.8mm。冠状静脉窦扩大，宽约 15.6mm，肺静脉回流入左心房，分支未见异常。因此诊断为降主动脉缩窄，冠状静脉窦扩大。

【超声心动图】心房正位，心室右袢，房室连接一致。房室间隔完整，左心房内见肺静脉汇入。心脏大血管位置正常，瓣膜回声及活动未见异常。主动脉瓣环内径 20.0mm，升主动脉内径 21.5mm，升主动脉发出无名动脉、左颈总动脉和左锁骨下动脉，降主动脉管腔局限性狭窄，内径宽约 6.1mm，距离左锁骨下动脉开口约 10mm。未见明显动脉导管未闭。主肺动脉宽 19.5mm。

多普勒检查：降主动脉狭窄处呈五彩血流束，峰值流速 396cm/s，峰值压差 63mmHg。肺动脉流速正常，峰值流速 80cm/s。心尖四腔心切面显示三尖瓣水平见蓝色血流束从右心室入右心房。见图 61-1。

【超声诊断】先天性心脏病；降主动脉缩窄；冠状静脉窦扩大；三尖瓣轻度反流。

【超声诊断依据】根据缩窄与动脉导管的位置，可将主动脉弓缩窄分为导管前型与导管后型。导管后型主动脉弓缩窄多见于年龄较大儿童或成人，患者动脉导管大多闭合，缩窄范围较局限，且较少合并心内畸形。本病例的二维超声显示左锁骨下动脉开口处远端局部降主动脉管腔狭窄，内径宽约 6.1mm，频谱多普勒探及降主动脉狭窄处的高速血流。由于左心后负荷的增加，左心室室壁出现代偿性肥厚。胸骨旁切面可显示扩张的冠状静脉窦，三尖瓣出现少量反流。因此诊断为降主动脉缩窄、冠状静脉窦扩大、三尖瓣轻度反流。

【推荐】主动脉球囊扩张术或外科手术治疗。

【病理】无。

【点评】患儿因发现血压偏高 1 月余入院检查，超声诊断为降主动脉缩窄，后续的 CTA 结果进一步验证了该诊断。在疾病代偿期，缩窄平面以上的心脏排血受阻，上肢及头颈部的血流增多，血压升高，而缩窄平面以下血流减少，血压下降，下肢及腹部器官可出现缺血症状。入院后的血压检测及多次血管超声检查结果与该表现相符合。超声检查是主动脉弓缩窄的首选影像学检查方法，可准确评估缩窄的部位及程度，并提供缩窄前后的脉压及血流动力学改变，可为临床提供丰富的治疗指导信息。主动脉弓缩窄患者自然预后不佳，一经确诊均应手术治疗。

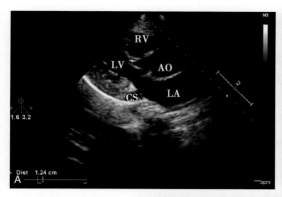
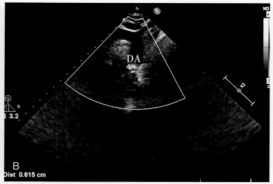
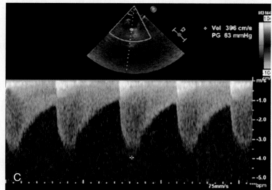

AO. 主动脉；LA. 左心房；LV. 左心室；RV. 右心室；CS. 冠状静脉窦；DA. 降主动脉。

图 61-1　患儿超声心动图表现

A. 胸骨旁左心室长轴切面显示左心室室壁弥漫性增厚；冠状静脉窦扩大，直径 12.4mm；B. 胸骨上主动脉弓长轴切面显示左锁骨下动脉发出后降主动脉远端蓝色五彩血流束；C. 胸骨上主动脉弓长轴切面频谱多普勒探及降主动脉狭窄处高速血流，峰值流速 396cm/s，峰值压差 63mmHg。

病例 62

【病史】患儿，男，2 日龄。产前发现心脏结构异常，出生后即出现 SpO_2 不稳、气促等，遂入院。

【体格检查】身长 50cm，体重 2 220g，脉搏 132 次 /min，呼吸 44 次 /min，血压 67/28mmHg。鼻导管吸氧下上肢 SpO_2 95%~100%，下肢 SpO_2 85%~95%。

【实验室检查】肌酸激酶 -MB 活性 56U/L；氨基末端脑利钠肽前体＞35 000pg/ml。血气分析：pH 7.285，PCO_2 58mmHg，PO_2 19.1mmHg，乳酸 4.0mmol/L。

【心电图】窦性心动过速；频发房性期前收缩；电轴右偏；心室内传导阻滞；轻度 ST 段改变。

【X 线】双肺纹理粗，心影大；心胸比例 0.6。

【心血管 CTA】房间隔缺损约 5.3mm；室间隔缺损约 7.9mm；主动脉起自左心室，升主动脉走行未见明显异常，直径约 6.6mm，主动脉弓部显示欠清，主动脉弓降部不连续，主动脉弓降部与肺动脉干间可见粗大动脉导管未闭；肺动脉端直径 2.4mm，降主动脉端狭窄，直径约 1.7mm；肺动脉干增粗，直径约 13.3mm；双肺散在斑片状模糊高密度影，余无特殊。

CTA 诊断：先天性心脏病；主动脉弓降部离断（A 型），动脉导管未闭（动脉导管未闭主动脉端和肺动脉端 2 处狭窄、直径 1.7~2.5mm），房间隔缺损（5.3mm），室间隔缺损（7.9mm），主动脉瓣增厚，肺动脉高压征象。双肺斑片影。

【超声心动图】心房正位，心室右祥，房室连接一致。房间隔回声中断 5.6mm+2.4mm，为继发孔，左心房内见肺静脉汇入。室间隔回声中断 8mm，为膜周部。心脏大血管位置正常，主动脉瓣增厚、回声增强，开放受限，瓣环直径约 5.5mm，主动脉弓分出 3 个分支，主动脉弓与降主动脉未见明显连续。降主动脉与肺动脉间见 1 个内径 2.5mm 的管道相通。主肺动脉明显增宽，宽约 11mm。

多普勒检查：室间隔水平见红蓝双向血流束；房间隔水平见两股红色血流束从左心房流入右心房。动脉导管水平见蓝色为主双向血流束。主动脉峰值流速约 150cm/s。三尖瓣水平见蓝色血流束从右心室流入右心房，峰值流速约 300cm/s，峰值压差约 36mmHg。二尖瓣水平见蓝色血流束从左心室流入左心房。见图 62-1。

【超声诊断】先天性心脏病；主动脉弓离断 A 型；室间隔缺损（膜周部内径 8.0mm，右向左为主双向分流）；动脉导管未闭（内径 2.5mm，右向左为主双向分流）；房间隔缺损（继发孔内径 5.6mm+2.4mm）；主动脉瓣增厚伴流速增快；二、三尖瓣轻度反流；肺动脉高压。

【超声诊断依据】二维超声显示升主动脉弓发出无名动脉、左颈总动脉和左锁骨下动脉 3 个分支后与降主动脉未见明显连续，离断位于主动脉弓降部，提示为主动脉弓离断 A 型。降主动脉与肺动脉间有 1 个内径 2.5mm 的动脉导管相通，显示右向左为主的双向分流，降主动脉经动脉导管由肺动脉供血，导致重度肺动脉高压。

二维超声显示主动脉瓣增厚、回声增强，开放略受限，彩色多普勒显示主动脉流速增快。二维超声显示房间隔回声中断 5.6mm+2.4mm，室间隔回声中断 8mm，彩色多普勒显示室间隔水平双向分流，与动脉导管的右向左为主的双向分流一致，均提示存在重度肺动脉高压。

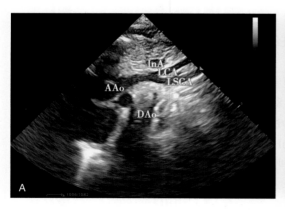
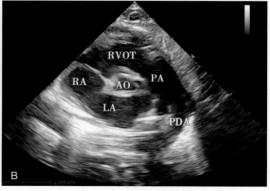

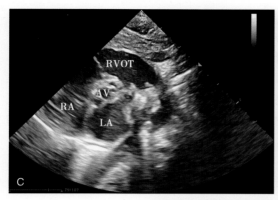
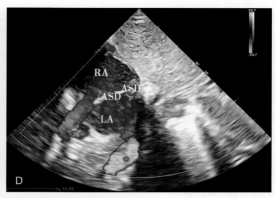
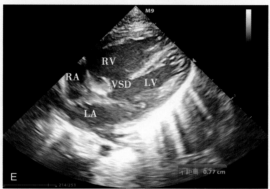

AO. 主动脉；AAO. 升主动脉；InA. 无名动脉；LCA. 左颈总动脉；LSCA. 左锁骨下动脉；DAO. 降主动脉；LA. 左心房；LV. 左心室；RA. 右心房；RV. 右心室；RVOT. 右心室流出道；PA. 肺动脉；ASD. 房间隔缺损；VSD. 室间隔缺损；PDA. 动脉导管未闭。

图 62-1　患儿超声心动图表现

A. 主动脉弓分出 3 个分支，主动脉弓与降主动脉未见明显连续；B. 降主动脉与肺动脉间见 1 个管道相通。主肺动脉明显增宽；C. 主动脉瓣增厚、回声增强，开放受限；D. 房间隔回声中断，位于继发孔，见两股红色血流束从左心房进入右心房；E. 室间隔回声中断，位于膜部。

【推荐】体外循环下主动脉弓重建 + 动脉导管切断缝合 + 室间隔缺损修补 + 房间隔缺损修补术。

【病理】无。

【点评】患儿因产前超声提示"双胎妊娠、帆状胎盘、心脏畸形"剖宫产娩出，出生后即出现 SpO₂ 不稳、气促等，心脏超声明确诊断主动脉弓离断 A 型，经 CTA 及手术证实。

胚胎时期，第 4 主动脉弓的异常退化或左侧背主动脉的堵塞或中断均可导致发育成熟后的主动脉弓产生离断。根据离断解剖位置可分为三型，其中 A 型离断位于左锁骨下动脉起始部的远端，表现为主动脉弓发出三支动脉后不向下延伸，直接延伸至颈部，约占总数的 55%。

该患儿出生后由于存在较大的室间隔水平双向分流，使得左心室、右心室均为混合血，右心室血经过肺动脉从动脉导管供应降主动脉，使得下肢经皮 SpO₂ 在鼻导管吸氧下仍无法维持在正常范围，差异性发绀较明显。上肢动脉搏动较下肢强。

主动脉弓离断患儿刚出生时可无症状，数日后出现气促、呼吸困难、心动过速等症状，发生严重肺动脉高压、充血性心力衰竭等。患儿同时伴有差异性发绀及四肢血压不等。随着肺动脉高压发展，差异性发绀可以减轻。随着动脉导管收缩或关闭，患儿不久即可表现为严重的酸中毒，以及下半身灌注不足造成的肝、肾功能衰竭，表现为无尿、谷丙转氨酶升高及坏死性小肠结肠炎。随着病情进一步发展，酸中毒进一步加重，最终导致多器官功能衰竭。该病自然预后差，患儿约 75% 在 6 个月内死亡，90% 在 1 岁内死亡。该患儿出生后即出现气促、SpO_2 不稳及代谢性酸中毒，应及时进行手术干预，避免后期因酸中毒加重导致多器官功能衰竭而死亡。

病例 63

【病史】患儿，女，4 日龄。气促伴 SpO_2 不稳 4 日。

【体格检查】身长 51cm，体重 4.06kg，脉搏 130 次 /min，血压 87/51mmHg，上肢 SpO_2 82%~92%。

【实验室检查】血气分析：pH 7.28，PO_2 62.7mmHg，PCO_2 51.5mmHg，SpO_2 92%，乳酸 2.7mmol/L。

【心电图】窦性心动过速。

【X 线】心影大，肺血多。

【心血管 CT】室间隔缺损约 11mm；主动脉起自左心室，升主动脉起始部宽 7.3mm，升主动脉远端宽 5.3mm，升主动脉发出左右颈总动脉，主动脉弓离断，离断部位位于左颈总动脉和左锁骨下动脉之间，右锁骨下动脉由降主动脉发出并在食管后方走行；主动脉弓降部与主肺动脉间可见宽 5.5mm 的管状动脉导管相通；主肺动脉宽约 12.2mm。余无特殊。

CTA 诊断：先天性心脏病，主动脉弓离断（B 型）伴迷走右锁骨下动脉，动脉导管未闭，升主动脉偏细，室间隔缺损，肺动脉高压。

【超声心动图】心房正位，心室右袢，房室连接一致。室壁运动正常，右心室室壁厚 3.5mm。房间隔完整，左心房内见肺静脉汇入。圆锥隔后移，室间隔回声中断 12mm，位于膜周部至流出道。心脏大血管位置正常，瓣膜回声及活动未见异常。主动脉瓣环内径 5.6mm，升主动脉内径 7.5mm，升主动脉发出右颈总动脉与左颈总动脉后延续性中断，主动脉弓离断位于左颈总动脉和左锁骨下动脉之间。降主动脉与肺动脉间见 1 个内径 5.7mm 的管道相通。迷走右锁骨下动脉内径 3mm，从降主动脉发出。主肺动脉宽 14mm。

多普勒检查：室间隔水平双向分流束；动脉导管水平右向左为主的双向分流束。见图 63-1。

【超声诊断】先天性心脏病；主动脉弓离断（B 型）伴迷走右锁骨下动脉；动脉导管未闭（内径 5.7mm，双向分流）；室间隔缺损（膜周至流出道内径 12mm，双向分流）；重度肺动脉高压。

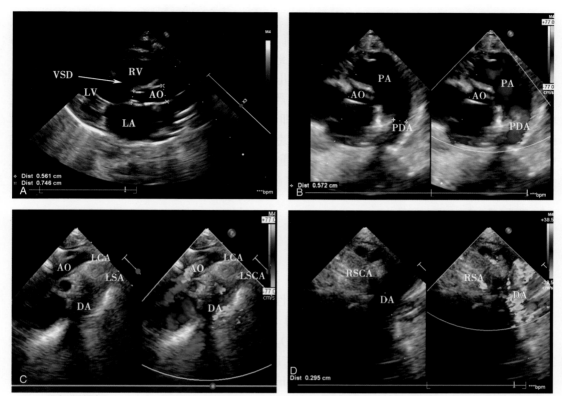

VSD. 室间隔缺损；RV. 右心室；LV. 左心室；LA. 左心房；AO. 升主动脉；PA. 肺动脉；PDA. 动脉导管未闭；
LCA. 左颈总动脉；LSCA. 左锁骨下动脉；DA. 降主动脉；RSCA. 右锁骨下动脉。

图 63-1　患儿超声心动图表现

A. 胸骨旁左心室长轴切面显示右心室室壁增厚；圆锥隔后移，室间隔回声中断；主动脉瓣环内径 5.6mm，
升主动脉内径 7.5mm；B. 胸骨旁大动脉短轴切面显示肺动脉明显增宽，降主动脉与肺动脉间见 1 个内径
5.7mm 的管道相通；C. 胸骨上窝主动脉弓长轴切面显示升主动脉与降主动脉延续性中断，主动脉弓离断位
于左颈总动脉与左锁骨下动脉之间；D. 胸骨旁高位切面显示右锁骨下动脉从降主动脉发出。

【超声诊断依据】二维超声显示升主动脉直接上升为右颈总动脉与左颈总动脉后延续
中断，主动脉弓离断位于左颈总动脉和左锁骨下动脉之间，提示为主动脉弓离断 B 型。右
锁骨下动脉从降主动脉发出，提示为迷走右锁骨下动脉。降主动脉与肺动脉间见 1 个内
径 5.7mm 的管道相通，动脉导管水平显示右向左为主分流，降主动脉及左锁骨下动脉血供
通过动脉导管由肺动脉供血，从而造成严重的肺动脉高压。二维超声显示室间隔回声中断
12mm，彩色多普勒显示室间隔水平双向分流，提示存在重度肺动脉高压。

【推荐】主动脉弓成形 + 室间隔缺损修补 + 动脉导管未闭结扎切断术。

【病理】无。

【点评】患儿出生后即出现 SpO_2 不稳、气促等，心脏超声明确诊断主动脉弓离断（B 型）
伴迷走右锁骨下动脉，经 CTA 及手术证实。

　　该患儿圆锥隔后移，造成主动脉瓣环偏小及巨大室间隔缺损，此改变使患儿左心室血
流经室间隔缺损进入右心室，从而减少了进入主动脉弓的血流量，易造成主动脉弓离断或缩
窄。故超声发现患儿圆锥隔后移、主动脉瓣环偏小及巨大室间隔缺损时需仔细检查主动脉

弓的情况。

患儿出生后巨大的室间隔缺损双向分流，左心室、右心室均为混合血，SpO_2 甚至可达 90% 以上，差异性发绀不明显；同时右心室血经过肺动脉从粗大的动脉导管供应降主动脉，血压仍能维持，四肢血压差别不大；故此类患儿需引起临床警惕。

主动脉弓离断患儿出生后早期就会发生严重的肺动脉高压、充血性心力衰竭、发绀、气促、SpO_2 低或不稳等。如不及时发现，不久即可表现为严重的酸中毒，导致多器官功能障碍；如不及时手术，多在 6 个月内死亡。本例患儿出生后即出现气促、SpO_2 不稳及代谢性酸中毒，需及早手术治疗，避免后期因酸中毒加重、多器官功能衰竭而死亡。

病例 64

【病史】患儿，男，1 日龄。宫内发现先天性心脏病 2 月余。

【体格检查】身长 49cm，体重 2 750g，脉搏 122 次 /min，血压 55/30mmHg，上肢 SpO_2 96%。

【实验室检查】血气分析:pH 7.366，PCO_2 33.3mmHg，PO_2 58.7mmHg，SpO_2 93.5%，乳酸 3.6mmol/L。Hb 188g/L，肌钙蛋白 0.106 7ng/ml，肌酸激酶同工酶 5.9ng/ml，余无特殊。

【心电图】窦性心动过速，心率 167 次 /min，肢体导联 QRS 波低电压。

【X 线】双肺少许斑片影，心影大。

【心血管 CT】内脏心房正位，房室连接正常，心房、心室增大，右心室室壁增厚，窦状隙开放，腔静脉回流正常，可见房间隔缺损（3.1mm）、室间隔缺损（8.1mm）。肺动脉与降主动脉间见 1 个管道相通，宽约 6.3mm，主肺动脉明显增宽，宽 12.2mm，右肺动脉宽 6.6mm，左肺动脉宽 5.9mm。主动脉弓与降主动脉未见明显连续，离断部位位于右颈总动脉与左颈总动脉之间，主动脉弓近端发出右颈总动脉，主动脉弓降部发出左颈总动脉、左锁骨下动脉，降主动脉发出右侧锁骨下动脉经气管后方走行。升主动脉直径约 7.3mm，降主动脉直径 7.7mm。肺静脉回流入左心房，分支未见异常。

CTA 诊断:先天性心脏病；主动脉弓离段（C 型），迷走右锁骨下动脉；动脉导管未闭；房间隔缺损；室间隔缺损；肺动脉高压；右心室肥厚，窦状隙开放。

【超声心动图】胸骨上主动脉弓长轴切面见主动脉弓直径 6mm，主动脉弓发出右颈总动脉后与降主动脉未见明显连续；降主动脉局部细窄、扭曲，较窄处内径 3mm，发出左颈总动脉和左锁骨下动脉后远端扩张，直径 8.8mm。降主动脉发出右侧锁骨下动脉。胸骨旁左心室长轴切面见右心室室壁肥厚。胸骨旁及胸骨上切面见肺动脉与降主动脉间直径 8.6mm 的管道相通，主肺动脉增宽。胸骨旁切面可探及室间隔回声中断 12mm，位于主动脉瓣下。剑突下及心尖四腔心切面探及房间隔回声中断 9.8mm，为继发孔，左心房内见肺静脉汇入。

多普勒检查:室间隔、房间隔水平双向分流；动脉导管水平见蓝色分流束，峰值流速 65cm/s，峰值压差约 2mmHg。见图 64-1。

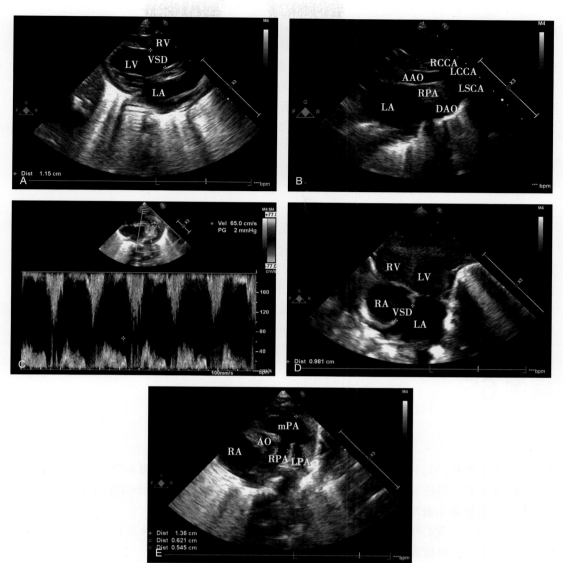

LA. 左心房；LV. 左心室；RA. 右心房；RV. 右心室；AO. 主动脉；AAO. 升主动脉；DAO. 降主动脉；mPA. 主肺动脉；RPA. 右肺动脉；LPA. 左肺动脉；ASD. 房间隔缺损；VSD. 室间隔缺损；RCCA. 右颈总动脉；LCCA. 左颈总动脉；LSCA. 左锁骨下动脉。

图 64-1　患儿超声心动图表现

A. 左心室长轴切面显示右心室室壁肥厚，室间隔回声中断，位于主动脉瓣下；B. 胸骨上窝切面显示主动脉弓发出右颈总动脉后与降主动脉未见明显连续，降主动脉局部细窄、扭曲，发出左颈总动脉和左锁骨下动脉；C. 可见粗大动脉导管，蓝色血流为主，提示右向左分流，动脉导管流速低，压差小，提示肺循环重度梗阻、肺动脉高压；D. 剑突下双心房切面显示房间隔回声中断；E. 胸骨旁主动脉短轴切面显示主肺动脉明显增宽。

【超声诊断】先天性心脏病；主动脉弓离段（C型）伴弓降部管状狭窄，迷走右锁骨下动脉；动脉导管未闭（8mm），右向左分流为主；室间隔缺损（主动脉瓣下 12mm）伴双向分流；房间隔缺损（继发孔 9.8mm）伴双向分流；三尖瓣及肺动脉瓣轻度反流；重度肺动脉高压。

【超声诊断依据】二维超声显示升主动脉直接与右侧颈总动脉延续，未见主动脉横弓结构，与降主动脉无连续；左颈总动脉及左锁骨下动脉自降主动脉发出；彩色多普勒显示升主动脉血流流向右颈总动脉，与降主动脉间无明显血流相通，故诊断为主动脉弓离段断（C型）；二维超声下可见室间隔、房间隔回声中断，降主动脉与肺动脉之间有管道相通，右心室室壁肥厚；彩色多普勒显示室间隔和动脉导管双向分流，提示肺动脉压增高，测得动脉导管双向频谱中向下峰值流速为 65cm/s，峰值压差为 2mmHg，提示存在重度肺循环高压。

【推荐】体外循环下主动脉弓离断矫治＋室间隔缺损修补＋房间隔缺损修补＋动脉导管切断缝合术。

【病理】无。

【点评】患儿产前胎儿心脏超声检查发现主动脉弓离断。主动脉弓离断合并动脉导管未闭及室间隔缺损，患儿体、肺循环血混合，SpO₂ 降低，致使离断远端供血的组织器官缺氧和发绀。出生后初期降主动脉的血流由未闭的动脉导管进行供应，当动脉导管闭合后，体循环血流受阻导致肺循环压力及容量负荷增加，同时下肢灌注不良，极易出现急性心功能衰竭和休克，应在内科治疗稳定全身情况的同时及时手术。一旦动脉导管有闭合趋势、少尿、乳酸进行性升高，需要急诊手术治疗。

病例 65

【病史】患儿，男，1 岁 5 月龄。自出生发现心脏杂音，活动后气短 6 个月。

【体格检查】身长 65cm，体重 4.2kg，脉搏 115 次/min，血压 90/50mmHg，上肢 SpO₂ 90%。

【实验室检查】血常规：Hb 100g/L，余无异常。

【心电图】窦性心律，心率 120 次/min，QRS 波时限 80ms，余无异常。

【X 线】双肺血增多，左心房、左心室增大。心胸比例 0.63。

【心血管 CT】无。

【超声心动图】左心房、左心室内径增大，右心正常。室壁厚度及运动幅度正常。室间隔流出部缺损 11.2mm。心底部仅一支动脉干发出，骑跨于室间隔缺损之上，骑跨率约 50%。动脉干距窦管交界上方 17mm 处，动脉干左后壁直接发出左右肺动脉。动脉干远端延续为升主动脉及主动脉弓降部。动脉干瓣为三叶瓣，瓣叶增厚，启闭良好。二、三尖瓣结构、功能正常。主动脉弓发育正常。冠状动脉位置及走行无明显异常。

多普勒超声：心室水平低速双向分流。左右肺动脉血流均从动脉干发出，流速约 190cm/s。见图 65-1。

【超声诊断】先天性心脏病；共同动脉干（Ⅱ型）；室间隔缺损（流出部）；重度肺动脉高压（动力型为主）。

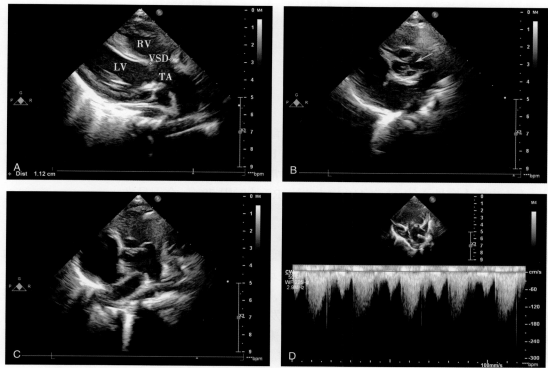

LV. 左心室；RV. 右心室；TA. 共同动脉干；AO. 主动脉；PA. 肺动脉。

图 65-1　患儿超声心动图表现

A. 心底部仅一条动脉干骑跨于室间隔缺损之上；B. 扫查动脉干短轴，仅发现一个动脉干瓣（箭头），无肺动脉瓣发育；C. 动脉干主干分别发出左右肺动脉，两者开口并列，为 Collett and Edwards 分型中的 Ⅱ 型共同动脉干；D. 左右肺动脉血流流速轻度增快。

　　【超声诊断依据】胸骨旁长轴及心尖五腔心切面扫查均确认心底部仅发出一条动脉，该动脉远端延续为升主动脉及主动脉弓。从此动脉主干上能够扫查到发出的肺动脉。此病例左右肺动脉直接从动脉干主干上同一部位发出，无主肺动脉。根据 Collett and Edwards 分型，属于共同动脉干 Ⅱ 型。由于肺动脉直接从主动脉上发出，肺动脉压等于主动脉压，必然产生重度肺动脉高压。根据左心容量扩大可以判断肺血增多，进而可以判断肺动脉高压属于动力型。

　　【推荐】共同动脉干矫治术。室间隔缺损修补，通过补片将动脉干隔入左心室流出道。左右肺动脉融合，通过带瓣管道连接至右心室流出道。

　　【病理】无。

　　【点评】共同动脉干是罕见的先天性心血管畸形，是胎儿期原始心管分隔旋转为主、肺动脉时停滞，导致分隔失败，主动脉和肺动脉均从一支动脉干上发出。超声诊断共同动脉干有一定劣势。主要是对肺动脉分支显像受限。对于远心端或特殊部位发出的肺动脉可能受声窗限制无法显示。心血管 CT 可以清晰显示主动脉、肺动脉，甚至肺动脉远端分支。当超声心动图发现心底部仅一条大动脉发出，且在动脉干上发现由肺动脉发出时即可以提示共同动脉干的诊断。进一步需要心血管 CT 来明确共干的分型。

病例 66

【病史】患儿，男，8月龄。出生后生长发育迟缓，活动后气促。

【体格检查】身长 66cm，体重 5.2kg，脉搏 118 次/min，血压 85/50mmHg，上肢 SpO$_2$ 92%。

【实验室检查】血常规：Hb 98g/L，余无异常。

【心电图】窦性心律，心率 118 次/min，QRS 波时限 78ms，余无异常。

【X 线】双肺血增多，左心房、左心室增大。心胸比例 0.66。

【心血管 CT】室间隔流出部缺损 15mm。心底部仅发出一支动脉干，骑跨于室间隔缺损之上，骑跨率约 50%。动脉干瓣上位置直接发出主肺动脉，主肺动脉远端分成左右肺动脉，内径在正常范围。动脉干远端延续为升主动脉及主动脉弓降部。

【超声心动图】左心房、左心室内径增大，右心正常。室壁厚度及运动幅度正常。室间隔流出部缺损 15mm。心底部仅一支动脉干发出，骑跨于室间隔缺损之上，骑跨率约 50%。动脉干瓣上位置直接发出主肺动脉。动脉干瓣为三叶瓣，瓣叶形态正常，启闭良好。二、三尖瓣结构、功能正常。主动脉弓降部发育正常。冠状动脉位置及走行无明显异常。

多普勒超声：心室水平低速双向分流。动脉干 - 肺动脉左向右分流，流速 250cm/s。见图 66-1。

【超声诊断】先天性心脏病；共同动脉干（Ⅰ型）；室间隔缺损（流出部）；重度肺动脉高压（动力型为主）。

【超声诊断依据】Collett and Edwards 分型Ⅰ型共同动脉干的解剖特点是动脉干瓣上位置同时发出肺动脉及主动脉，也就是肺动脉直接从动脉干瓣上位置发出。Ⅰ型共干病例较Ⅱ型更为罕见。胸骨旁长轴切面最容易显示瓣上位置发出的肺动脉。心血管 CT 或心血管造影可确诊。

【推荐】共同动脉干矫治术。室间隔缺损修补，通过补片将动脉干隔入左心室流出道。左右肺动脉融合，通过带瓣管道连接至右心室流出道。

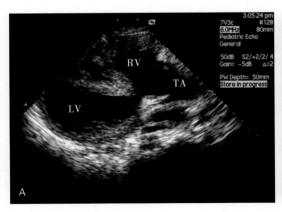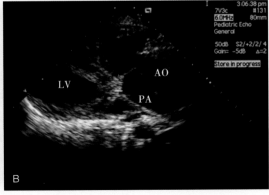

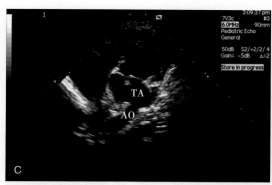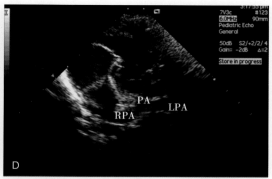

LV. 左心室；RV. 右心室；TA. 三尖瓣；AO. 主动脉；PA. 肺动脉；LPA. 左肺动脉；RPA. 右肺动脉。

图 66-1　患儿超声心动图表现

A. 胸骨旁长轴切面显示流出部室间隔缺损，动脉干骑跨于室间隔缺损之上；B. 动脉干瓣上位置直接发出主肺动脉；C. 非标准大动脉短轴切面显示动脉干瓣上延续为主动脉；D. 主肺动脉远端延续为左右肺动脉。

【病理】无。

【点评】共同动脉干Ⅰ型较Ⅱ型罕见。由于动脉干瓣上位置发出主肺动脉，超声声窗相对更容易显示，也更容易诊断。Ⅰ型手术时需注意保护动脉干瓣（未来的主动脉瓣），同时由于切除肺动脉的部位邻近冠状动脉，需要防止损伤冠状动脉主干和开口。超声在术前诊断时也应该观察是否存在冠状动脉畸形。

病例 67

【病史】患儿，男，3 日龄。产前发现完全型大动脉转位为手术治疗入院。

【体格检查】身长 51cm，体重 2.8kg，脉搏 131 次 /min，血压 90/68mmHg，上肢 SpO$_2$ 85%。

【实验室检查】血常规：Hb 167g/dl，余无异常。

【心电图】窦性心律，心率 147 次 /min，余无异常。

【X 线】无。

【心血管 CT】无。

【超声心动图】心脏位置正常，心房正位，心室右袢。右心饱满，各房室内径在正常范围。室间隔居中，室壁厚度及运动幅度正常。房间隔中部中断 6.2mm，室间隔延续完整。主动脉位于右前，起源于解剖右心室；肺动脉位于左后，起源于解剖左心室。降主动脉峡部与左肺动脉间探及未闭的动脉导管，肺动脉侧内径 3.8mm，长约 7.6mm。肺动脉瓣三叶，瓣叶启闭良好，瓣环内径 7mm。余瓣膜形态、启闭未见异常。主动脉弓降部未见异常。左右冠状动脉起源位置正常，常态走行（主动脉左后窦发出左冠状动脉，分为前降支及回旋支；右后窦发出右冠状动脉）。

多普勒检查：心房水平左向右分流。动脉水平低速左向右分流。见图 67-1。

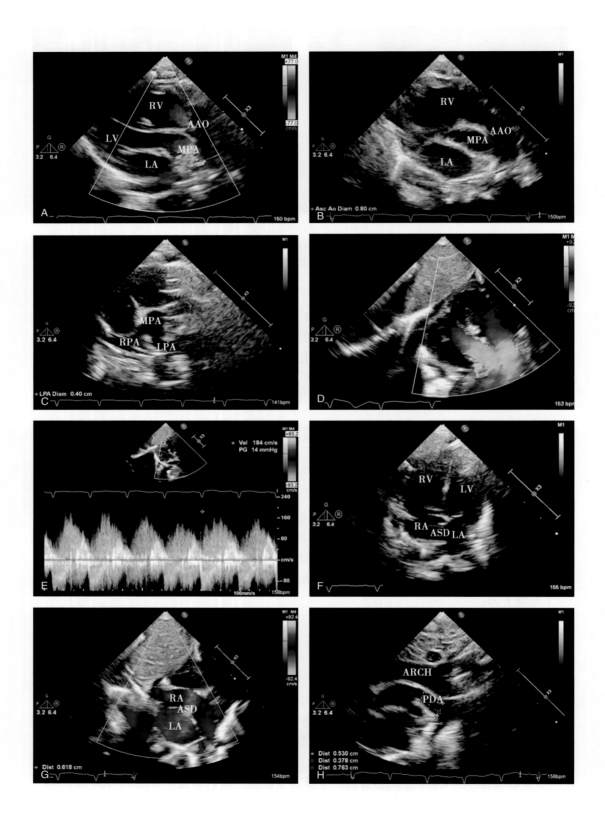

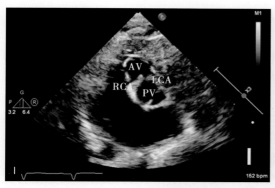
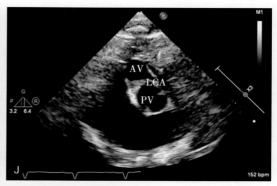
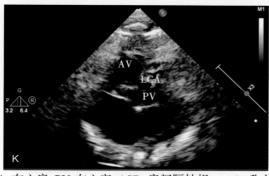

LA. 左心房;LV. 左心室;RA. 右心房;RV. 右心室;ASD. 房间隔缺损;AAO. 升主动脉;AV. 主动脉瓣;PV. 肺动脉瓣;MPA. 主肺动脉;RPA. 右肺动脉;LPA. 左肺动脉;PDA. 动脉导管未闭;LCA. 左冠状动脉;RCA. 右冠状动脉;LAD. 前降支。

图 67-1　患儿超声心动图表现

A. 左心室长轴切面彩色多普勒显示肺动脉位于后方发自左心室,主动脉位于前方发自右心室;B. 左心室长轴切面上翘探头显示主动脉发自前方右心室;C. 大动脉短轴切面显示肺动脉位于后方,显示肺动脉分叉部及左右肺动脉内径正常;D. 剑突下切面彩色多普勒显示主动脉发自右心室,肺动脉发自左心室,两大动脉平行无交叉,动脉导管左向右分流;E. 剑突下切面连续多普勒测量动脉导管峰值流速为 184cm/s,峰值压差为 14mmHg;F. 心尖四腔心切面显示右心轻度增大,室间隔居中,左心室内径正常;G. 剑突下双心房切面彩色多普勒显示中央型房间隔缺损 6mm,左向右分流;H. 主动脉弓切面显示动脉导管与主动脉弓方向平行,肺动脉侧内径 3.8mm,长约 7.6mm;I. 高位肋间隙大动脉短轴切面显示右冠状动脉开口,发自主动脉右后窦;J. 高位肋间隙大动脉短轴切面显示左冠状动脉开口,发自主动脉左后窦;K. 高位肋间隙大动脉短轴切面显示左冠状动脉分支为前降支和回旋支。

【超声诊断】先天性心脏病;完全型大动脉转位(室间隔完整);Ⅱ孔型房间隔缺损(中央型);动脉导管未闭;肺动脉高压。

【超声诊断依据】心脏位置正常,心房正位,心室右袢。右心室轻度增大,左右心室发育均衡,右心室室壁增厚,左右心室室壁运动协调,收缩幅度正常。房间隔中部缺损 6.2mm,室间隔延续完整。主动脉位于右前,起源于解剖右心室;肺动脉位于左后,起源于解剖左心室,两大动脉平行发出,降主动脉与左肺动脉间探及未闭的动脉导管。冠状动脉呈常态分布,即右冠状动脉发自面对肺动脉瓣环右侧的 1 窦,左冠状动脉发自面对肺动脉瓣环的左侧的 2 窦。主动脉弓降部未见异常。

多普勒检查:心房水平左向右分流,动脉水平左向右低速分流,分流压差 14mmHg。

【推荐】Switch手术+房间隔缺损修补+动脉导管结扎术。

【病理】无。

【点评】患儿出生后发绀明显。心脏超声检查发现心脏左右心室发育均衡,主动脉从解剖右心室发出,肺动脉从解剖左心室发出,两大动脉平行无交叉关系。室间隔延续完整,房间隔中部缺损6mm,动脉导管肺动脉侧内径3.8mm。患儿体、肺循环呈并行状态,仅依赖心房水平、动脉水平少量分流进行氧交换,因仍处于新生儿肺动脉高压阶段,左心室压力未出现明显下降,左心室容积和收缩功能正常,未合并冠状动脉畸形,具备进行大动脉调转手术的条件,应尽快进行动脉调转手术根治,以免随肺动脉压力降低出现左心室退化而错过最佳手术时机。因冠状动脉畸形可明显增加手术操作的难度,术期评估冠状动脉开口和走行尤为重要,新生儿和小儿可采取胸骨旁高位肋间隙位置探查,选择高频率探头高分辨率模式进行成像,但需要积累一定的操作经验。

病例 68

【病史】患儿,男,2日龄。产前发现大动脉转位3个月来诊。

【体格检查】身长43cm,体重2.4kg,脉搏150次/min,血压70/50mmHg,上肢SpO_2 88%。听诊胸骨旁第2~3肋间连续性Ⅱ级杂音。

【实验室检查】血常规:Hb 142g/L,余无异常。

【心电图】无。

【X线】双肺血少,未见实变;肺动脉段平直,心室圆隆。

【心血管CT】无。

【超声心动图】心脏位置正常,心房正位,心室右袢。右心室轻度增大,余房室内径在正常范围。室间隔居中,室壁厚度及运动幅度正常。房间隔卵圆瓣随心动周期摆动,中部中断4.3mm,室间隔上端膜周部中断3.9mm。主动脉位于右前,起源于解剖右心室;肺动脉位于左后,起源于解剖左心室。降主动脉峡部与左肺动脉间探及未闭的动脉导管,肺动脉侧内径2.5mm,长约7.6mm。肺动脉瓣三叶,瓣叶启闭良好,瓣环内径9mm。余瓣膜形态、启闭未见异常。主动脉弓降部未见异常。探及单一冠状动脉开口起源自主动脉右后窦,分为两支分别向左右侧走行。

多普勒检查:心房水平左向右分流。心室水平低速右向左分流。动脉水平低速左向右分流。见图68-1。

【超声诊断】先天性心脏病;完全型大动脉转位;室间隔缺损(膜周部);动脉导管未闭;Ⅱ孔型房间隔缺损(中央型);肺动脉高压。

【超声诊断依据】心脏位置正常,心房正位,心室右袢。右心室轻度增大,左右心室发育均衡,右心室室壁增厚,左右心室室壁运动协调,收缩幅度正常。房间隔中部缺损4.3mm,室间隔上端膜周部缺损3.9mm。主动脉位于右前,起源于解剖右心室;肺动脉位于左后,起源于解剖左心室,两大动脉平行发出,降主动脉与左肺动脉间探及未闭合的动脉导管,肺动脉侧内径 2.5mm。仅探及右后窦一个冠状动脉开口,分为左侧、右侧两支,考虑冠状动脉呈单冠畸形。

多普勒检查:心房水平左向右分流,动脉水平左向右为主低速双向分流,心室水平少量右向左低速分流。

【推荐】Switch 手术 + 室间隔缺损修补 + 房间隔缺损修补 + 动脉导管结扎术。

【病理】无。

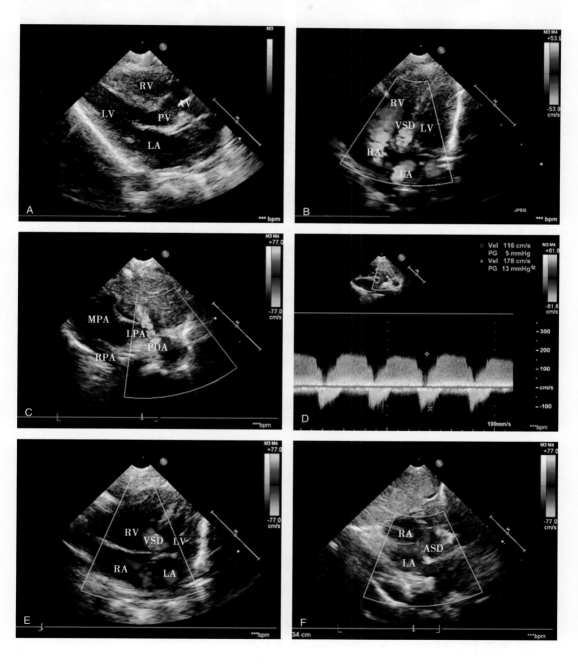

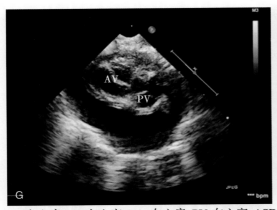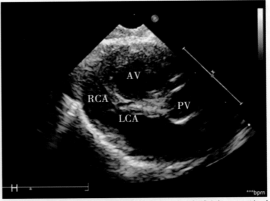

LA. 左心房;LV. 左心室;RA. 右心房;RV. 右心室;ASD. 房间隔缺损;AAO. 升主动脉;AV. 主动脉瓣;PV. 肺动脉瓣;MPA. 主肺动脉;RPA. 右肺动脉;LPA. 左肺动脉;PDA. 动脉导管未闭;LCA. 左冠状动脉;RCA. 右冠状动脉。

图 68-1　患儿超声心动图表现

A. 左心室长轴切面彩色多普勒显示左心室内径正常,肺动脉位于后方发自左心室,主动脉位于前方发自右心室;B. 心尖五腔心切面显示主动脉发自右心室,肺动脉发自左心室;C 大动脉短轴切面显示动脉导管未闭肺动脉侧 2.5mm,左向右为主分流;D. 连续多普勒测量动脉导管双向分流频谱;E. 胸骨旁四腔心切面彩色多普勒观察室间隔膜周部缺损约 3.9mm,收缩期右向左低速分流;F. 剑突下双心房切面彩色多普勒显示房间隔缺损 4.3mm,心房水平左向右分流;G. 高位肋间隙大动脉短轴切面利用伪彩模式显示主动脉瓣位于右前,肺动脉瓣位于左后;H. 高位肋间隙大动脉短轴切面显示右后窦(1 窦)冠状动脉开口,发出分支分别向左右侧走行。

【点评】患儿出生后发绀明显。心脏超声检查发现主动脉从解剖右心室发出,肺动脉从解剖左心室发出,两大动脉平行无交叉关系。室间隔膜周部缺损(3.9mm)小于主动脉瓣环内径(9mm)为限制型室间隔缺损,房间隔中部缺损 4.3mm,动脉导管未闭肺动脉侧内径 2.5mm。患儿体、肺循环呈并行状态,依赖心室水平、心房水平、动脉水平分流进行氧交换,因仍处于新生儿肺动脉高压阶段,左心室压力未出现明显下降,左心室容积和收缩功能正常,具备进行大动脉调转根治手术的条件。患儿合并单一冠状动脉畸形,手术操作难度大,应由高水平资深的心外科医师择期进行手术根治。

病例 69

【病史】患儿,女,4 岁。口唇发绀、生长发育落后。

【体格检查】身高 100cm,体重 13kg,脉搏 120 次 /min,血压 102/50mmHg,上肢 SpO$_2$ 72%。胸骨左缘第 4 肋间收缩期Ⅲ级杂音。

【实验室检查】血常规:Hb 110g/L,余无异常。

【心电图】窦性心律,心率 120 次 /min,余无异常。

【X线】双肺血多，主动脉结似位于右侧；肺动脉段饱满，心影增大。心胸比例0.58。

【心血管CT】完全型大动脉转位，室间隔缺损，肺动脉增宽，肺动脉瓣增厚，肺动脉扩张。全心增大，血流动力学请结合超声检查。右位主动脉弓（镜面型）。

【超声心动图】心脏位置正常，心房正位，心室右袢。全心增大，室壁增厚，运动幅度良好。房间隔延续完整，室间隔膜周部累及流入部缺损20mm×17mm，位于肺动脉瓣下，与主动脉可建立连接。主动脉位于右前，起源于右心室；肺动脉位于左后，起源于左心室。肺动脉瓣环13mm，三叶瓣，增厚、粘连，开放受限。肺动脉瓣下探及短小肌性圆锥，致左心室流出道轻度狭窄。余各瓣膜形态、结构、启闭未见异常。右位主动脉弓降部未见异常。左右冠状动脉起源位置正常，常态走行。

多普勒检查：心室水平探及低速右向左分流。收缩期肺动脉瓣下前向血流轻度加快，峰值压差26mmHg，肺动脉瓣少量反流，估测肺动脉平均压大于38mmHg。见图69-1。

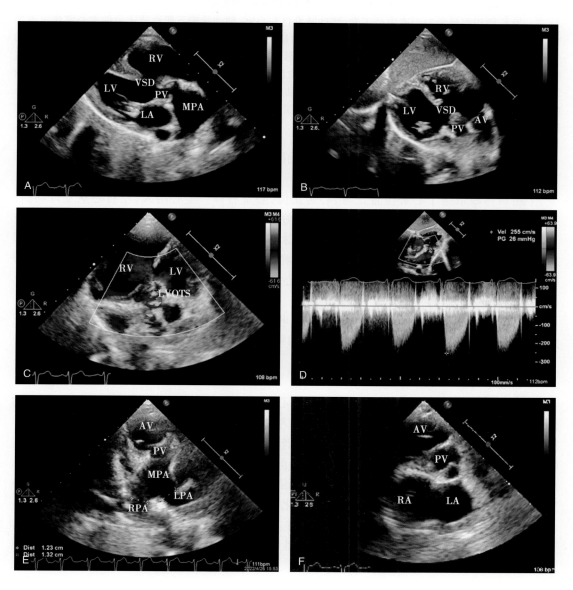

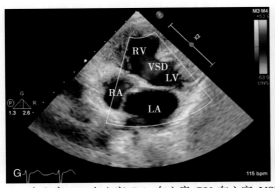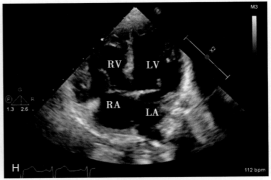

LA. 左心房;LV. 左心室;RA. 右心房;RV. 右心室;VSD. 室间隔缺损;AV. 主动脉瓣;PV. 肺动脉瓣;MPA. 主
肺动脉;RPA. 右肺动脉;LPA. 左肺动脉;LVOTS. 左心室流出道狭窄。

图 69-1　患儿超声心动图表现

A. 左心室长轴切面显示左心室内径正常,肺动脉发自左心室,肺动脉瓣下肌性圆锥致使左心室流出道狭
窄,肺动脉瓣增厚、开放受限;B. 剑突下双心室流出道切面显示肺动脉发自左心室,主动脉发自右心室,肺动
脉瓣下左心室流出道肌性狭窄;C. 心尖五腔心切面彩色血流多普勒显示左心室流出道及肺动脉前向血流
明显加快;D. 剑突下肺动脉长轴切面平行于肺动脉血流方向,连续多普勒测量肺动脉瓣及瓣下峰值流速约
255cm/s;E. 肺动脉长轴切面显示主肺动脉及左右肺动脉内径增宽;F. 大动脉短轴切面显示主动脉瓣位于右
前,肺动脉瓣位于左后,肺动脉瓣叶增厚,回声增强;G. 胸骨旁四腔心切面彩色多普勒显示膜周部室间隔缺
损分流;H. 心尖四腔心切面观察左右心室发育均衡。

【超声诊断】先天性心脏病;完全型大动脉转位;室间隔缺损(膜周部);肺动脉瓣及瓣
下狭窄;主动脉右弓右降;肺动脉高压。

【超声诊断依据】心脏位置正常,心房正位,心室右袢。全心增大,左右心室发育均衡,
右心室室壁增厚,左右心室室壁运动幅度良好。房间隔延续完整,非限制性室间隔缺损位
于膜周部累及肌部 20mm×17mm,位于肺动脉瓣下,与主动脉可连接。主动脉位于右前,起
源于解剖右心室。肺动脉位于左后,起源于解剖左心室。肺动脉瓣环内径正常,三叶瓣增
厚、粘连,开放受限,瓣下短小肌性圆锥致左心室流出道轻度狭窄。右位主动脉弓降部未见
异常。

多普勒检查:心室水平右向左低速分流,收缩期肺动脉瓣下前向血流轻度加速,峰值压
差 27mmHg。肺动脉瓣少量反流,观察肺动脉平均压力大于 38mmHg。

【推荐】Rastelli 手术。

【病理】无。

【点评】患儿发绀明显,生长发育滞后。心脏超声检查发现心脏增大,左右心室发育均
衡,主动脉从解剖右心室发出,肺动脉从解剖左心室发出,肺动脉瓣下短小肌性圆锥致左心
室流出道轻度狭窄,肺动脉瓣三瓣叶增厚、粘连,开放受限,无法承担新主动脉瓣功能。室间
隔缺损为非限制性,位于膜周部肺动脉瓣下,但于主动脉间仍然可能建立内隧道连接关系。
患儿因室间隔缺损较大,体、肺循环有较多的混合血进行氧交换,两心室间压差小,加上左心
室后负荷轻度增高,未发生明显的左心室退化,左心室容积和收缩功能良好,四腔心切面显
示室间隔运动居中,说明具备根治手术的条件。此外患儿未合并冠状动脉畸形及其他畸形,
符合 Rastelli 或 DRT 手术适应证,后者操作难度大,对术者经验要求极高,因此如选择前者

可以通过手术修补室间隔缺损建立心室内隧道,将左心室与主动脉连接,再通过置入带瓣外管道连接右心室与肺动脉实现根治。

病例 70

【病史】患儿,男,1岁。母亲产前行胎儿超声心动图检查发现"先天性心脏病"。

【体格检查】身长75cm,体重10kg,脉搏103次/min,血压95/50mmHg,上肢 SpO$_2$ 98%。

【实验室检查】血常规:Hb 117g/L,余无明显异常。

【心电图】不完全性右束支传导阻滞。

【X线】双肺纹理偏重,心影大。心胸比例0.56。

【心血管CT】先天性矫正型大动脉转位(congenitally corrected transposition of the great arteries,ccTGA),解剖右心室增大。

【超声心动图】心脏位置正常,心房正位,心室左袢。左心房扩大,左侧解剖右心室增大,肌小梁增多(解剖右心室基底段左右径35mm,上下径49mm),室壁运动幅度在正常低限;右侧解剖左心室扁长(解剖左心室基底段左右径24mm,上下径41mm),室壁运动幅度正常。房室间隔连续完整。

大动脉位置异常,主动脉位于左前,发自解剖右心室,肺动脉位于右后,起自解剖左心室,呈左心房-解剖右心室-主动脉、右心房-解剖左心室-肺动脉连接关系。大动脉发育良好。解剖三尖瓣环内径增大,隔叶相对短小,前叶增厚,收缩期前叶瓣体弯曲,脱向左心房侧,前隔叶对合不良,致瓣叶关闭,可见2.7mm对合裂隙。肺动脉瓣环内径13mm,瓣叶启闭好,余瓣膜形态、结构、启闭未见明显异常。

多普勒检查:解剖三尖瓣大量偏心性反流。解剖二尖瓣及肺动脉瓣未见明显反流。见图70-1。

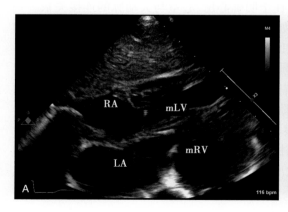
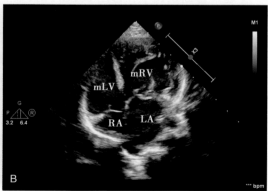

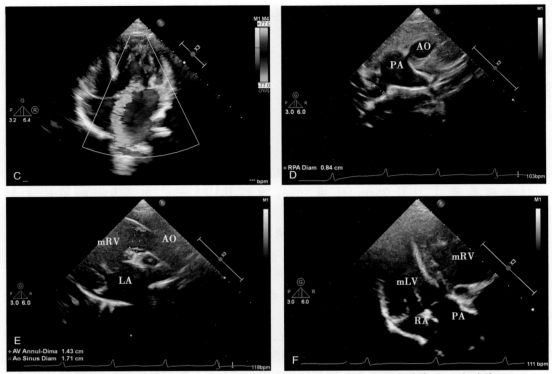

LA. 左心房；mLV. 解剖左心室；RA. 右心房；mRV. 解剖右心室；PA. 肺动脉；AO. 主动脉。

图 70-1　患儿超声心动图表现

A. 剑突下四腔心切面显示心脏位置正常，心尖朝左；B. 心尖四腔心切面显示心房正位，心室左袢，房室连接不一致，左心房与左侧解剖右心室增大，解剖三尖瓣环增大，瓣叶增厚，右侧解剖左心室扁长，室壁运动幅度良好；C. 心尖四腔心切面彩色多普勒显示解剖三尖瓣大量偏心反流，起自前叶，隔叶对合缘；D. 肺动脉长轴切面显示大动脉关系异常，主动脉位于左前，肺动脉位于右后；E. 解剖右心室长轴切面显示左心房 - 解剖右心室 - 主动脉连接顺序；F. 解剖左心室三腔心切面显示右心房 - 解剖左心室 - 肺动脉连接顺序。

【超声诊断】先天性心脏病；矫正型大动脉转位；解剖三尖瓣大量反流；解剖右心室功能正常低限；解剖左心室退化。

【超声诊断依据】在诊断 ccTGA 时，重点在于明确心房、心室与大动脉的连接关系。一般来说，肝静脉及下腔静脉汇入的是右心房，如果合并下腔静脉肝段缺如，则肝静脉汇入的是右心房。明确右心房的位置后，应重点注意区分识别解剖左右心室，对其判断主要根据心室、房室瓣的形态及结构。解剖左心室呈椭圆形，肌小梁细小，内膜面较光滑，二尖瓣附着点位置距心尖稍远，短轴观察为两个瓣叶。解剖右心室形态呈三角形，肌小梁粗大，内膜面粗糙不平，可见标志性的调节束结构，三尖瓣附着点位置距心尖较近，短轴观察一般为三个瓣叶。判断房室连接不一致后，再进一步观察与解剖左右心室连接的分别是哪个大动脉及它们之间的关系，两大动脉失去螺旋状排列结构，变为平行排列，可以通过大动脉短轴、肺动脉长轴进行区分，主动脉窦部可见冠状动脉发出，肺动脉可见左右肺动脉分叉。从解剖学上看，ccTGA 是房室连接和心室大动脉连接均不一致；从血流动力学上看，不合并其他心内畸形的 ccTGA 与正常人心脏的血流动力学相同。

【推荐】尽早行肺动脉环缩术训练退化的解剖左心室，最后进行解剖矫治双调转手术

（心房调转 + 大动脉调转术）。

【病理】无。

【点评】患儿的血流动力学虽然与正常人相同，但是由于解剖左右心室的心肌结构及灌注特点不同，二者位置互换但功能不能完全互相替代。解剖右心室很难承担体循环系统的高压泵功能，容易在生长发育的过程中出现功能衰竭及解剖三尖瓣反流。解剖左心室一直在低压的肺循环系统中，会导致室壁心肌出现退化，此时即使进行双调转手术，解剖左心室也无法适应高负荷的体循环系统，因此需要尽早进行肺动脉环缩术对退化的解剖左心室进行训练，经过超声、心导管等检查评估后如果解剖左心室达到训练目标，可以进行双调转手术使患儿获得解剖矫治，对于已经出现解剖右心室功能衰竭、解剖三尖瓣反流的患儿来说，可以改善其预后。

病例 71

【病史】患儿，男，4 岁。出生后呼吸轻快，平时容易感冒，活动量可。

【体格检查】身高 103cm，体重 17kg，脉搏 95 次 /min，血压 95/52mmHg，上肢 SpO_2 96%。

【实验室检查】血常规：Hb 113g/L，余无明显异常。

【心电图】窦性心律，右位心。

【X 线】单发右位心，肺动脉段突出，心影增大。心胸比例 0.59。

【心血管 CT】单发右位心；ccTGA；室间隔膜部瘤；动脉导管未闭；肺动脉瓣叶增厚；肺动脉高压改变。

【超声心动图】内脏正位，心脏位于右侧胸腔，心尖指向右下。心房正位，心室左襻。左侧解剖右心室增大（基底段左右径 50mm），室壁运动幅度尚可；右侧解剖左心室大小尚可（基底段左右径 27mm），室间隔居中，摆动，左心室室壁运动幅度良好。房间隔延续完整。

解剖三尖瓣环增大，瓣叶增厚，关闭欠佳。解剖二尖瓣正常。室间隔膜部瘤样膨出（15mm × 9mm）及双动脉下圆锥（16mm × 10mm）致肺动脉瓣下狭窄，内径 4~5mm，膨凸瘤收缩期脱入肺动脉瓣口，肺动脉瓣环内径 19mm，三叶瓣，瓣缘稍厚，启闭尚可。主动脉瓣缘稍厚，启闭尚可。

大动脉位置异常，主动脉位于左前，发自解剖右心室，肺动脉位于右后，起自解剖左心室，呈左心房 - 右心室 - 主动脉、右心房 - 左心室 - 肺动脉连接关系。大动脉发育良好。降主动脉峡部与左肺动脉探及窗型导管，内径约 4.5mm。主动脉弓降部未见明显异常。

多普勒检查：动脉水平左向右连续性分流。解剖三尖瓣大量反流。肺动脉瓣下前向流速增快，峰值压差约 88mmHg。估测解剖左心室压 / 右心室压 =1。见图 71-1。

【超声诊断】先天性心脏病；单发右位心；矫正型大动脉转位；肺动脉瓣下重度狭窄；动脉导管未闭；解剖三尖瓣大量反流。

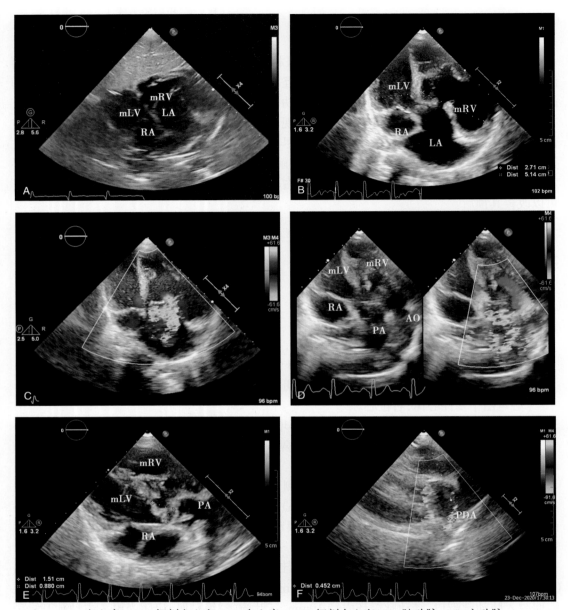

LA. 左心房；mLV. 解剖左心室；RA. 右心房；mRV. 解剖右心室；PA. 肺动脉；AO. 主动脉。

图 71-1　患儿超声心动图表现

A. 剑突下四腔心切面显示内脏位置正常，心脏位于右侧胸腔，心尖朝右；B. 心尖四腔心切面显示心房正位，心室左袢，房室连接不一致，左心房与左侧解剖右心室明显增大，解剖三尖瓣环增大，瓣叶增厚，右侧解剖左心室室壁运动幅度良好；C. 心尖四腔心切面彩色多普勒显示解剖三尖瓣大量反流，起自前叶、隔叶对合缘；D. 心尖三腔心切面显示右心房 - 解剖左心室 - 肺动脉、解剖右心室 - 主动脉连接顺序，肺动脉瓣下血流明显加速，峰值流速 470cm/s，峰值压差约 88mmHg；E. 解剖左心室长轴显示肺动脉瓣下膜部瘤大小约 15mm×9mm，凸向解剖左心室流出道，致瓣下明显狭窄；F. 肺动脉长轴切面显示肺动脉内红色的动脉水平分流，为降主动脉至肺动脉的未闭动脉导管。

【超声诊断依据】诊断 ccTGA 时，在明确心房、心室与大动脉的连接关系后，应重点扫查其他合并的心内畸形。二维超声显示肺动脉瓣下膜部瘤结构来回摆动,双动脉下圆锥偏向解剖左心室流出道,导致血流明显加速,峰值流速 470cm/s,峰值压差达 88mmHg,说明解剖左心室收缩末期压力超过 88mmHg,且室壁运动良好,解剖二尖瓣无明显反流,解剖左心室没有明显退化。粗大的动脉导管未闭导致肺血增多,左心房及解剖右心室进一步增大,解剖三尖瓣环明显增大,隔叶下异常腱索连接导致瓣叶活动度差,与前叶对合不拢,出现解剖三尖瓣大量反流。

【推荐】一期解剖矫治手术(心房调转 +Damus-Kaye-Stansel 术)。

【病理】无。

【点评】患儿 ccTGA 诊断明确,同时合并肺动脉瓣下重度狭窄和动脉导管未闭,前者减少肺血,后者增加肺血,因此患儿没有明显的发绀。另外,其解剖三尖瓣已出现大量反流,说明解剖右心室的压力负荷和容量负荷已超过能承受的范围,也具有手术指征。解剖左心室由于流出道梗阻一直处于高压环境中,没有明显退化,具有一期解剖矫治手术的条件。

病例 72

【病史】患儿,男,2 岁。出生后易患肺炎、呼吸道感染。

【体格检查】身长 89cm,体重 11kg,脉搏 120 次 /min,血压 95/52mmHg,上肢 SpO_2 97%。

【实验室检查】无明显异常。

【心电图】符合右心室肥厚标准。

【X 线】心影增大,双肺血增多。心胸比例 0.69。

【心血管 CT】ccTGA;卵圆孔未闭;大的室间隔缺损(累及膜周部及部分肌部)。

【超声心动图】心脏位置正常,心房正位,心室左袢。左侧解剖右心室增大(基底段左右径 39mm,上下径 56mm),右侧解剖左心室扁长(基底段左右径 21mm,上下径 58mm),室间隔协同解剖右心室运动,运动幅度尚可。房间隔卵圆孔分离 2mm,室间隔流入部累及肌部缺损约 12mm,解剖三尖瓣隔叶及腱索部分遮挡缺损。

大动脉位置异常,主动脉位于左侧,发自解剖右心室,肺动脉位于右侧,起自解剖左心室,呈左心房 - 解剖右心室 - 主动脉、右心房 - 解剖左心室 - 肺动脉连接关系。两大动脉下探及肌性圆锥 14mm×10mm。肺动脉瓣环内径 17mm,瓣为三叶,开放可,关闭欠佳。解剖三尖瓣环增大,瓣膜形态尚可,关闭欠佳。余瓣膜形态、结构、启闭未见明显异常。肺动脉增宽。主动脉弓降部未见异常。心包腔未见明显异常。

多普勒检查:心室水平双向分流。心房水平微 - 少量左向右分流。肺动脉瓣少量反流,估测肺动脉平均压大于 38mmHg。解剖三尖瓣中量反流。见图 72-1。

【超声诊断】先天性心脏病;矫正型大动脉转位;室间隔缺损(膜周部);解剖三尖瓣中量反流;肺动脉瓣少量反流;卵圆孔未闭;肺动脉高压。

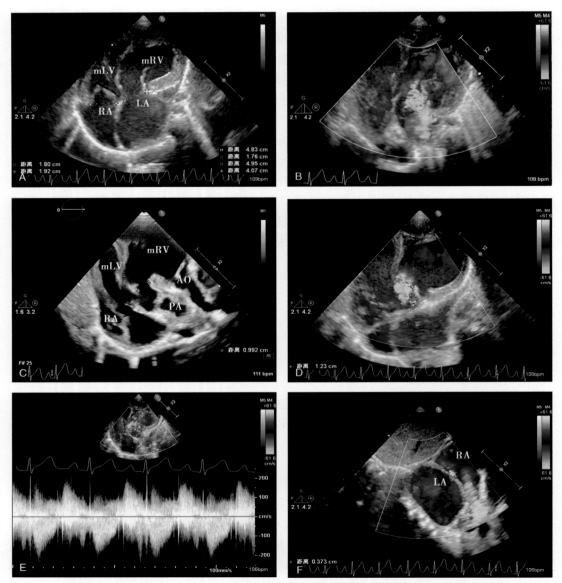

LA. 左心房；mLV. 解剖左心室；RA. 右心房；mRV. 解剖右心室；PA. 肺动脉；AO. 主动脉。

图 72-1　患儿超声心动图表现

A. 心尖四腔心切面显示心房正位，心室左袢，房室连接不一致，左心房与左侧解剖右心室增大，室间隔协同解剖右心室运动，右侧解剖左心室室壁运动幅度良好；B. 心尖四腔心切面彩色多普勒显示解剖三尖瓣中量反流；C. 心尖三腔心切面显示右心房 - 解剖左心室 - 肺动脉、解剖右心室 - 主动脉连接顺序，两大动脉下可见肌性圆锥，膜周部室间隔缺损约 9.9mm；D. 心尖三腔心切面彩色多普勒显示心室水平分流，分流束宽度约 12.3mm；E. 频谱多普勒显示心室水平双向低速分流，左向右、右向左分流峰值流速均约 200cm/s；F. 剑突下双心房切面彩色多普勒显示卵圆孔未闭，心房水平少量左向右分流。

【超声诊断依据】诊断 ccTGA 时，在明确心房、心室与大动脉的连接关系后，应重点扫查其他合并的心内畸形。二维超声显示膜周部较大室间隔缺损，动态观察发现该缺损大小随心脏收缩有所变化，与解剖三尖瓣隔叶及腱索部分遮挡缺损有关。多普勒超声显示心室水平双向低速分流,说明解剖左右心室压力相近,解剖左心室无明显退化。解剖三尖瓣环轻度增大,室间隔左右摆动,其上附着的隔叶乳头肌也发生相应移位,导致解剖三尖瓣出现中量反流。

【推荐】一期解剖矫治手术(心房调转+大动脉调转术)。

【病理】无。

【点评】患儿ccTGA诊断明确,同时合并非限制性室间隔缺损、重度肺动脉高压,具有手术指征。解剖左心室由于肺动脉一直处于高压环境中,没有明显退化,具有一期解剖矫治手术的条件。同时患儿肺血增多,考虑为动力型肺动脉高压,手术前行右心导管检查及吸氧试验也证实了这一点。因此患儿适合一期双调转手术进行根治,术后需要关注新生主动脉瓣的功能、心室功能、心内血流通路是否通畅等。

病例 73

【病史】患儿,男,1岁。出生后发现心脏杂音,平时活动后气短。

【体格检查】身长85cm,体重11kg,脉搏115次/min,血压97/51mmHg,上肢SpO_2 76%。

【实验室检查】无明显异常。

【心电图】窦性心动过速,心率164次/min,QRS波时限64ms,余无异常。

【X线】双肺未见实变;心室圆隆。心胸比例0.51。

【心血管CT】中位心;ccTGA;房间隔缺损;室间隔缺损;肺动脉瓣狭窄;左右肺动脉发育欠佳。

【超声心动图】心脏位于胸骨后方,心尖朝下。心房正位,心室左襻。左侧解剖右心室轻度增大(基底段左右径27mm),右侧解剖左心室正常大小(基底段左右径24mm),室间隔居中,双心室壁运动幅度正常。房间隔中部缺损11.3mm。室间隔膜周部缺损13.3mm,缺损位于肺动脉瓣下,与主动脉可以建立长连接。

大动脉位置异常,主动脉位于左前,发自解剖右心室,肺动脉位于右后,起自解剖左心室,呈左心房-右心室-主动脉、右心房-左心室-肺动脉连接关系。肺动脉瓣环小,内径9.1mm,二叶瓣增厚、狭窄。余瓣膜形态、结构、启闭未见明显异常。主肺动脉发育尚可,左右肺动脉发育偏细。主动脉弓降部未见明显异常。

多普勒检查:心房、心室水平双向低速分流。肺动脉瓣前向流速增快,峰值压差74mmHg。解剖三尖瓣微量反流。见图73-1。

【超声诊断】先天性心脏病;中位心;矫正型大动脉转位;室间隔缺损(膜周部,肺动脉瓣下,与主动脉可建立长连接);肺动脉瓣重度狭窄;Ⅱ孔型房间隔缺损(中央型)。

【超声诊断依据】诊断ccTGA时,在明确心房、心室与大动脉的连接关系后,应重点扫查其他合并的心内畸形,并且据此判断合适的手术方式。二维及彩色多普勒超声显示肺动脉瓣发育小,有重度狭窄,说明解剖左心室有较高的后负荷,没有退化。膜周部较大室间隔缺损,虽然与主动脉有一定的距离,但是从解剖左心室长轴看角度合适,容易建立内通道将解剖左心室与主动脉连接起来。

【推荐】一期解剖矫治手术（心房调转 +Rastelli 术）。

【病理】无。

【点评】患儿 ccTGA 诊断明确，同时合并非限制性室间隔缺损和肺动脉瓣重度狭窄，这是 ccTGA 中常见的一种类型，约占 50%。室间隔缺损会增加肺血，肺动脉瓣狭窄减少肺血，患儿肺血多少取决于二者的严重程度。在判断患儿合适的手术方式时要先判断患儿是否存在严重发绀，如果小婴儿 SpO_2 低于 75%，可以考虑先进行改良 B-T 或 Glenn 术改善 SpO_2，如果 SpO_2 还可以接受，可以考虑一期解剖矫治手术根治。

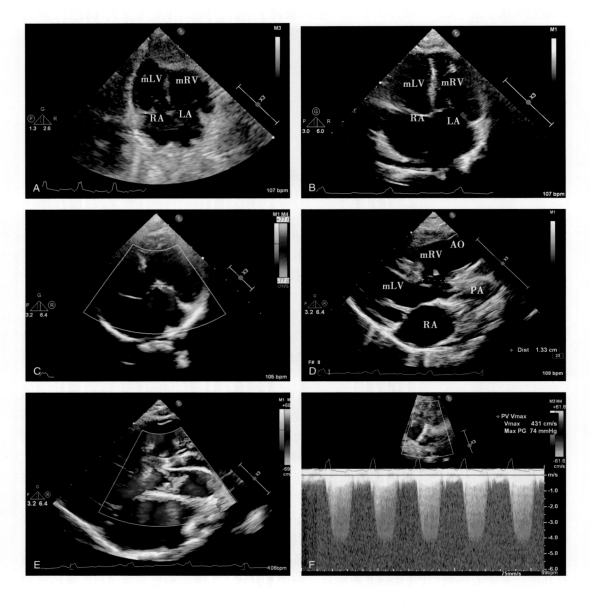

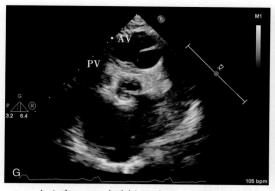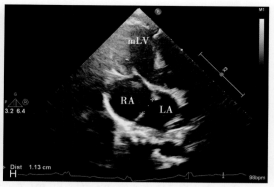

LA. 左心房；mLV. 解剖左心室；RA. 右心房；mRV. 解剖右心室；PA. 肺动脉；AO. 主动脉；AV. 主动脉瓣；
PV. 肺动脉瓣。

图 73-1　患儿超声心动图表现

A. 剑突下四腔心切面显示内脏位置正常，心脏位于胸骨后方，心尖朝下；B. 心尖四腔心切面显示心房正位，心室左祥，房室连接不一致，左心房与左侧解剖右心室增大，解剖三尖瓣启闭良好，室间隔居中，右侧解剖左心室大小正常，室壁运动幅度良好；C. 心尖四腔心切面彩色多普勒显示解剖三尖瓣微量反流，解剖二尖瓣无明显反流；D. 解剖左心室长轴显示右心房 - 解剖左心室 - 肺动脉、解剖右心室 - 主动脉连接顺序，肺动脉瓣环较小，瓣叶开放受限，瓣下有膜周部较大室间隔缺损约 13.3mm；E. 彩色多普勒显示心室水平双向低速分流，肺动脉瓣口血流束变细、加速；F. 频谱多普勒显示肺动脉瓣重度狭窄，峰值流速 431cm/s，峰值压差约74mmHg；G. 大动脉短轴切面显示主动脉位于前，肺动脉位于后，肺动脉瓣环小，瓣叶明显增厚、粘连，呈二叶式启闭，开放明显受限；H. 斜四腔心切面显示房间隔中部缺损 11.3mm。

病例 74

【病史】患儿，男，4 岁。自幼发现心脏杂音，活动后气喘 2 年。

【体格检查】身高 110cm，体重 18.2kg，脉搏 90 次 /min，血压 85/50mmHg，上肢 SpO_2 90%。

【实验室检查】血常规：Hb 98g/L，余无异常。

【心电图】窦性心律，心率 96 次 /min，QRS 波时限 98ms，余无异常。

【X 线】双肺淤血，右心房增大。心胸比例 0.65。

【心血管 CT】无。

【超声心动图】左心房、左心室内径增大，右心房、右心室内径在正常范围。室壁运动正常。房间隔完整。室间隔流出部缺损 18mm，缺损位于主动脉瓣下。两大动脉均起自右心室，关系正常。主动脉位于右后，瓣环与二尖瓣环纤维连接。肺动脉位于左前。主肺动脉及左右肺动脉发育正常。各瓣膜结构、启闭正常。主动脉弓降部发育正常。

多普勒超声：心室水平左向右低速分流。见图 74-1。

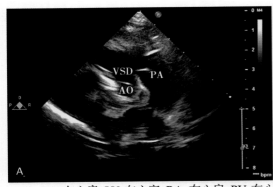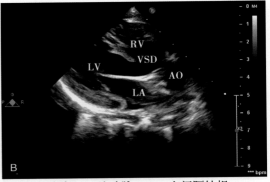

LA. 左心房；LV. 左心室；RA. 右心房；RV. 右心室；AO. 主动脉；PA. 肺动脉；VSD. 室间隔缺损。

图 74-1　患儿超声心动图表现

A. 大动脉短轴切面显示Ⅰ型右心室双出口（DORV）：两大动脉位置正常关系，肺动脉位于左前，主动脉位于右后，肺动脉口无狭窄，为肺动脉高压（PH）；B. 胸骨旁长轴切面显示流出部室间隔缺损，位于主动脉瓣下。

【超声诊断】先天性心脏病；Ⅰ型右心室双出口（DORV）；大动脉关系正常；室间隔缺损（流出部，主动脉瓣下）；重度肺动脉高压（动力型）。

【超声诊断依据】DORV 指两大动脉完全或主要发自右心室。目前国际普遍公认的诊断标准是：一支大动脉完全起自右心室，另一支大动脉 50% 以上起自右心室。2000 年美国心脏病协会和欧洲心脏病协会提出了 DORV 的 4 个分型：室间隔缺损型、法洛四联症型、大动脉转位型和远离型。中国医学科学院阜外医院 2009 年建立了新型分型方法，根据三对基本要素排列组合后将 DORV 分为 8 型。三对基本要素具体包括两大动脉空间位置关系（正常型、异常型）、室间隔缺损与大动脉关系（相关型室间隔缺损、不相关型室间隔缺损）、是否合并肺动脉口狭窄（肺动脉口狭窄型、肺动脉高压型）。本例即为 8 型分型中的第Ⅰ型，也是结构最简单的 DORV 类型。两大动脉关系类似正常排列，肺动脉位于左前，完全从右心室发出，主动脉位于右后，75% 以上从右心室发出。两大动脉仍呈一定程度的螺旋排列。室间隔缺损靠近主动脉瓣下，没有肺动脉口的狭窄，而是呈肺动脉高压。需要明确的是主动脉与二尖瓣环是否发生分离并不是 DORV 诊断的必需条件。如果主动脉瓣环与二尖瓣环仍呈纤维连接，但主动脉骑跨到右心室侧超过 75%，也可以诊断为 DORV。如果主动脉瓣环与二尖瓣环发生了分离，则只要主动脉发生骑跨就诊断为 DORV。

【推荐】DORV 矫治术。室间隔缺损至主动脉补片建立左心室流出道。

【病理】无。

【点评】Ⅰ型是手术最为简单的 DORV 类型，相当于国际分型的室间隔缺损型 DORV。通过修补室间隔缺损重建左心室流出道将主动脉与左心室连接。需要鉴别的是错位型室间隔缺损，也就是所谓的法洛四联症型室间隔缺损。二者主要是判断主动脉的骑跨率。许多中心以大于 50% 为标准，由于超声切面受检查者影响，50% 和 60% 难以区分，因此会造成过度诊断 DORV。中国医学科学院阜外医院以 75% 骑跨率作为 DORV 的诊断条件。

病例 75

【病史】患儿,女,2.8 岁。活动后青紫 2 年。

【体格检查】身长 95cm,体重 15.0kg,脉搏 105 次 /min,血压 96/56mmHg,上肢 SpO_2 90%。

【实验室检查】血常规:Hb 140g/L,余无异常。

【心电图】窦性心律,心率 98 次 /min,QRS 波时限 90ms,不完全性右束支传导阻滞,余无异常。

【X 线】双肺血少,右心房、右心室增大。心胸比例 0.49。

【心血管 CT】两大动脉均起自右心室。肺动脉位于左前方,主动脉位于右后方。主肺动脉及左右肺动脉发育偏细。主肺动脉内径 6.0mm,左肺动脉内径 7.0mm,右肺动脉内径 6.0mm。McGoon 指数 1.5。未发现粗大体肺侧支血管。主动脉弓降部发育正常。

心血管 CT 诊断:先天性心脏病;右心室双出口(DORV);大动脉关系正常;主肺动脉及左右肺动脉发育细。

【心血管造影】两大动脉均起自右心室。肺动脉瓣及瓣下狭窄。主动脉弓及降主动脉无粗大体肺侧支血流入肺。胸降主动脉有细小侧支血流入左肺。

心血管造影诊断:先天性心脏病;DORV;肺动脉瓣及瓣下狭窄;细小体肺侧支开放。

【超声心动图】各房室内径在正常范围,室壁运动正常。房间隔完整。室间隔膜周至流出部缺损 23mm,缺损位于主动脉瓣下。两大动脉均起自右心室,关系正常。主动脉位于右后,骑跨于室间隔缺损之上,骑跨率大于 75%。主动脉瓣环与二尖瓣环纤维连接。肺动脉位于左前。肺动脉瓣及瓣下狭窄,瓣环小,内径 7mm,瓣叶开放受限。主肺动脉及左右肺动脉发育偏细。余瓣膜结构、启闭正常。主动脉弓降部发育正常。

多普勒超声:心室水平双向低速分流。肺动脉口流速增快,峰值压差 75mmHg。见图 75-1。

【超声诊断】先天性心脏病;Ⅱ 型 DORV;大动脉关系类似正常;室间隔缺损(膜周至流出部,靠近主动脉瓣下);肺动脉瓣及瓣下狭窄。

【超声诊断依据】本病例的解剖特点是肺动脉完全起自右心室,主动脉 75% 以上起自右心室。符合 DORV 的诊断。根据新解剖分型,两大动脉关系类似正常,室间隔缺损靠近动脉下,有肺动脉口狭窄,符合 Ⅱ 型 DORV 的诊断。由于该型涉及肺动脉发育细,可能达不到一期根治的要求。超声诊断时需明确左右肺动脉主干的发育情况,Z 值小于 −2 时,需要心血管 CT 或心血管造影检查明确肺动脉远端及肺内分支的发育情况,明确是否有较大体肺侧支血管存在,为手术方案的选择提供充分的诊断信息。

【推荐】DORV 矫治术。室间隔缺损至主动脉补片建立左心室流出道,肺动脉瓣下及瓣加宽疏通,主肺动脉加宽。

【病理】无。

【点评】Ⅱ 型 DORV 相当于国际分型的法洛四联症型,需要与法洛四联症鉴别。鉴别需要注意两点。

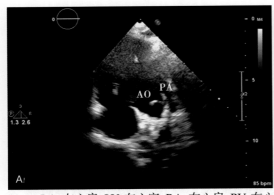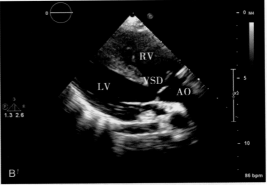

LA. 左心房；LV. 左心室；RA. 右心房；RV. 右心室；AO. 主动脉；PA. 肺动脉；VSD. 室间隔缺损。

图 75-1　患儿超声心动图表现

A. 两大动脉位置正常关系（正常型），肺动脉位于左偏前，主动脉位于右偏后，肺动脉口狭窄（肺动脉口狭窄型）；B. 流出部室间隔缺损，位于主动脉瓣下（相关型室间隔缺损），主动脉骑跨于缺损之上，骑跨率大于 75%。

1. 如果主动脉瓣环与二尖瓣环未发生分离，仍为纤维延续，则完全根据主动脉骑跨率来鉴别，主动脉向右心室侧骑跨 ≥75%（标准胸骨旁长轴主动脉骑跨超过无冠瓣一半），即骑跨了一个半冠状动脉窦才能诊断 DORV，否则诊断为法洛四联症。

2. 如果主动脉瓣环与二尖瓣环发生分离，变为肌性分隔或长纤维分隔，则无论骑跨多少都诊断为 DORV。这种情况下通常主动脉骑跨 ≥50%。

病例 76

【病史】患儿，男，3.2 岁。活动后气喘 1 年。

【体格检查】身高 95cm，体重 16kg，脉搏 105 次/min，血压 85/50mmHg，上肢 SpO₂ 95%。

【实验室检查】血常规：Hb 95g/L，余无异常。

【心电图】窦性心律，心率 106 次/min，QRS 波时限 88ms，余无异常。

【X 线】双肺淤血，左心房、左心室扩大，肺动脉段突出。心胸比例 0.66。

【右心导管】肺动脉压收缩 85mmHg，平均压 55mmHg；主动脉收缩压 90mmHg；QP∶QS 为 3.5∶1；全肺阻力 3.1U；肺动脉 SpO₂ 70%；主动脉 SpO₂ 95%。

【超声心动图】左心房、左心室内径增大，右心房、右心室内径在正常范围。室壁运动正常。房间隔完整。室间隔膜周至流入部缺损 22mm，缺损远离主动脉瓣，与主动脉可建立长连接。两大动脉均起自右心室，关系正常。主动脉位于右后，瓣下为肌性圆锥，瓣环与二尖瓣环肌性分隔。肺动脉位于左前。主肺动脉及左右肺动脉增宽。各瓣膜结构、启闭正常。主动脉弓降部发育正常。

多普勒超声：心室水平左向右低速分流。见图 76-1。

【超声诊断】先天性心脏病；Ⅲ型 DORV；大动脉关系类似正常；室间隔缺损（膜周部，

远离型,与主动脉可建立连接);重度肺动脉高压(动力型)。

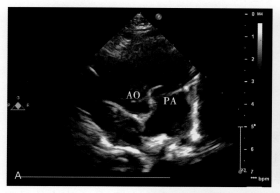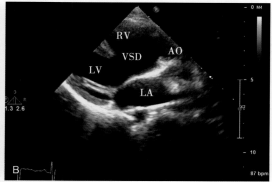

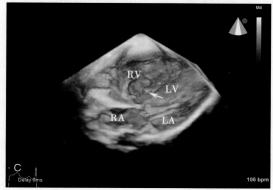

LA. 左心房;LV. 左心室;RA. 右心房;RV. 右心室;AO. 主动脉;PA. 肺动脉;VSD. 室间隔缺损。

图 76-1　患儿超声心动图表现

A. 两大动脉位置正常关系(正常型),肺动脉位于左偏前,主动脉位于右偏后,肺动脉高压型;B. 膜周至流入部室间隔缺损,远离主动脉(不相关型室间隔缺损);C. 三维超声显示室间隔缺损远离主动脉,箭头所示 VSD 与主动脉间有三尖瓣小腱索走行。

【超声诊断依据】本病例两大动脉均完全起自右心室,位置关系正常,肺动脉位于左,主动脉位于右。室间隔缺损位于膜周至流入部,远离两大动脉;与主动脉可建立长连接关系;肺动脉口无狭窄,符合Ⅲ型 DORV。由于肺动脉与主动脉均从右心室发出,肺动脉压等于主动脉压,是重度肺动脉高压。可通过左心房、左心室容量增大,判断肺血是增多的。因此肺动脉高压主要是由于高血流量导致,以动力型肺动脉高压为主。

【推荐】DORV 矫治术。室间隔缺损至主动脉补片建立左心室流出道,肺动脉瓣下及瓣加宽疏通,主肺动脉加宽。

【病理】无。

【点评】Ⅲ型 DORV 是指大动脉关系正常,室间隔缺损远离,肺动脉高压。本病例即符合Ⅲ型的解剖特点。手术矫治Ⅲ型 DORV,是利用室间隔缺损补片对主动脉与左心室建立连接,修补出一个长通道。约 2/3 的远离型室间隔缺损可与大动脉建立连接。但也有 1/3 的患者无法建立。超声心动图诊断时,明确能否连接很重要。二维超声主要是判断室间隔缺损与大动脉之间是否为三尖瓣的流入道,如果流入道正好位于室间隔缺损与大动脉之间的通道上,修补通道会导致三尖瓣流入道狭窄,则无法建立连接。本例通道不在三尖瓣流入道上,因此可以建立长通道将主动脉与左心室连接起来。

病例 77

【病史】患儿,男,11 月龄。活动时青紫,哭闹时加重 6 个月。

【体格检查】身长 77cm,体重 8kg,脉搏 115 次 /min,血压 80/50mmHg,上肢 SpO_2 75%。

【实验室检查】血常规:Hb 125g/L,余无异常。

【心电图】窦性心律,心率 116 次 /min,QRS 波时限 80ms,右心室肥厚,右束支传导阻滞,余无异常。

【X 线】双肺血偏少。左心房、左心室小。心胸比例 0.50。

【心血管 CT】两大动脉均起自右心室。肺动脉位于左前方,主动脉位于右后方。室间隔膜周部缺损 15mm,远离两大动脉。肺动脉瓣及瓣下流出道狭窄。主肺动脉及左右肺动脉发育偏细。主肺动脉内径 14.0mm,左肺动脉内径 8.0mm,右肺动脉内径 9.0mm。McGoon指数 1.8。未发现粗大体肺侧支血管。主动脉弓降部发育正常。

心血管 CT 诊断:先天性心脏病;右心室双出口(DORV);大动脉关系正常;右心室流出道狭窄;主肺动脉及左右肺动脉发育良好。

【超声心动图】各房室内径在正常范围。右心室室壁增厚,左心室室壁厚度正常,室壁运动正常。房间隔完整。室间隔膜周至流入部缺损 15mm,缺损远离主动脉瓣下,与主动脉可建立长连接。两大动脉均起自右心室,关系基本正常。主动脉位于右后,瓣下为肌性圆锥,瓣环与二尖瓣环肌性分隔。肺动脉位于左前。肺动脉瓣及瓣下狭窄,瓣环内径 10mm,瓣增厚,开放受限。主肺动脉及左右肺动脉发育较好。余瓣膜结构、启闭正常。主动脉弓降部发育正常。

多普勒超声:心室水平左向右低速分流。肺动脉瓣及瓣下流速增快,峰值压差 64mmHg。见图 77-1。

【超声诊断】先天性心脏病;Ⅳ 型 DORV;大动脉关系正常;室间隔缺损(膜周至流入部,远离型,与主动脉可建立连接);肺动脉瓣及瓣下狭窄。

【超声诊断依据】该病例大动脉关系基本正常,肺动脉位于左前,主动脉位于右后。室间隔缺损远离两大动脉,肺动脉口狭窄,符合 Ⅳ 型 DORV 的诊断。室间隔缺损的中点到主动脉瓣口中点的距离大于主动脉瓣环内径即可诊断为远离型室间隔缺损。超声同样需要判断室间隔缺损与主动脉间能否建立通道连接,三尖瓣流入道未嵌入到该通道上是能够建立连接的条件。该病例主动脉与室间隔缺损间不累及三尖瓣流入道,因此可以建立连接。

【推荐】DORV 矫治术。室间隔缺损与主动脉建立长通道连接,肺动脉瓣及瓣下加宽疏通。

【病理】无。

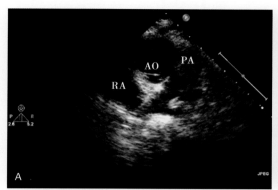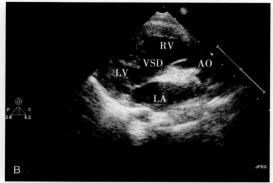

LA. 左心房;LV. 左心室;RA. 右心房;RV. 右心室;AO. 主动脉;PA. 肺动脉;VSD. 室间隔缺损。

图 77-1　患儿超声心动图表现

A. 大动脉短轴切面显示Ⅳ型右心室双出口(DORV),两大动脉位置关系基本正常,肺动脉位于左偏前,主动脉位于右偏后,肺动脉瓣及瓣下狭窄;B. 胸骨旁长轴切面显示膜周部室间隔缺损,远离主动脉(不相关型室间隔缺损)。

【点评】与Ⅲ型 DORV 不同,Ⅳ型 DORV 是合并有肺动脉口的狭窄。肺动脉不发生严重的肺动脉高压,但有不同程度的发育不良。超声诊断首先是明确室间隔缺损能否与主动脉建立连接通道,其次还要明确肺动脉发育能否满足双心室根治的标准。超声无法测量 McGoon 指数,但可以通过左右肺动脉的发育情况定性判断肺动脉的发育程度。对于发育不佳的肺动脉,还要判断是否有粗大的体肺侧支存在。扫查主动脉弓降部能够发现较大的侧支。但超声对肺动脉分支及体肺侧支的显示均不占优势,此时需要心血管 CT 或心血管造影来协助诊断。

病例 78

【病史】患儿,男,2 月龄。出生后青紫,哭闹时加重。

【体格检查】身长 53cm,体重 4.0kg,脉搏 135 次 /min,血压 85/50mmHg。上肢 SpO₂ 90%。

【实验室检查】血常规:Hb 140g/L,余无异常。

【心电图】窦性心律,心率 136 次 /min,QRS 波时限 80ms,余无异常。

【X 线】双肺血多,肺动脉段膨出。心胸比例 0.53。

【心血管 CT】两大动脉均起自右心室。主动脉位于右前方,完全起自右心室,肺动脉位于左后方,骑跨于室间隔缺损之上。肺动脉增宽。左右肺动脉发育正常。主动脉弓降部发育正常。左右冠状动脉均起自主动脉左冠窦。

【超声心动图】各房室内径在正常范围。室壁运动正常。房间隔完整。室间隔流出部缺损13mm,缺损位于肺动脉瓣下。主动脉位于右前,完全起自右心室,瓣下有肌性圆锥。肺动脉增宽,位于左后,骑跨于室间隔缺损之上,骑跨率约 50%。主动脉弓降部发育正常。左右冠状动脉均起自主动脉左冠窦的一个共同开口。见图 78-1。

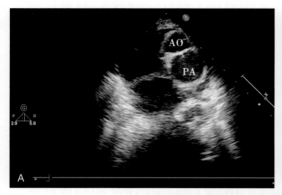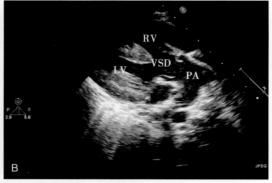

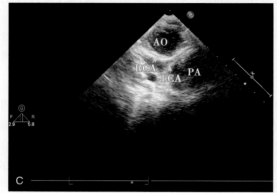

LA. 左心房;LV. 左心室;RA. 右心房;RV. 右心室;AO. 主动脉;PA. 肺动脉;VSD. 室间隔缺损;
RCA. 右冠状动脉;LCA. 左冠状动脉。

图 78-1　患儿超声心动图表现

A. 大动脉短轴切面显示 V 型右心室双出口(DORV),两大动脉位置关系异常(异常型),肺动脉位于左后,主
动脉位于右前;B. 流出部室间隔缺损,位于肺动脉瓣下(相关型室间隔缺损);C. 左右冠状动脉均起自主动
脉左冠窦的一个共同开口。

【超声心动图诊断】先天性心脏病;V 型 DORV;大动脉关系异常;室间隔缺损(流出
部,肺动脉瓣下);重度肺动脉高压(动力型为主);冠状动脉单冠畸形。

【超声诊断依据】该病例主动脉和肺动脉的位置关系异常,为大动脉转位型,即主动脉
位于右前,完全起自右心室,肺动脉位于左后,骑跨于室间隔缺损之上,是传统国际分型中
的 Taussig-bing 畸形,符合新分型的 V 型。在 V 型 DORV 的诊断上,肺动脉骑跨不按照 75%
的原则,而是按照 50% 来诊断,即肺动脉骑跨 ≥50% 即可诊断。本型 DORV 容易合并冠状
动脉畸形,需要在术前明确冠状动脉的位置、走行类型。正常情况下,V 型 DORV 的冠状动
脉类似于完全型大动脉转位的冠状动脉分布,左右两侧冠状窦各发出左右冠状动脉,呈"辫
子"样走行,但各种异常分布也较常见。由于 V 型 DORV 的两大动脉关系异常,与室间隔缺
损相关的是肺动脉,必须先将主动脉、肺动脉调转后,再通过室间隔缺损将调转的主动脉连
接至左心室。大动脉调转涉及将冠状动脉移植到肺动脉根部,因此,超声在诊断 V 型 DORV
时,需要额外关注冠状动脉是否有畸形,是否影响冠状动脉移植手术。

【推荐】大动脉调转术 + 室间隔缺损至新主动脉补片连接术。

【点评】V 型 DORV 结构比较典型,胸骨旁长轴切面首先能显示增宽的肺动脉骑跨于

室间隔缺损之上,调整切面向右前方,即可显示较细的主动脉位于右前或正前,完全从右心室发出。两大动脉失去了螺旋排列结构,变成平行排列。超声在诊断的同时还需要关注冠状动脉是否有畸形,肺动脉高压是否为阻力型。由于患儿出生后就会出现缺氧,容易早期发现,尽早就医,不容易发生阻力型肺动脉高压。该类型手术效果类似于完全型大动脉转位,但难度却高于完全型大动脉转位,主要是主动脉、肺动脉内径的不匹配,同时需要建立左心室和调转的主动脉的连接。在新生儿或小婴幼儿期进行该操作是有难度的。

病例 79

【病史】患儿,女,19 月龄。出生后青紫,加重 6 个月。

【体格检查】身长 85cm,体重 18kg,脉搏 95 次 /min,血压 95/50mmHg,上肢 SpO$_2$ 78%。

【实验室检查】血常规:Hb 135g/L,余无异常。

【心电图】窦性心律,心率 96 次 /min,QRS 波时限 98ms,右心室高电压,余无异常。

【X 线】双肺血减少。心胸比例 0.47。

【心血管 CT】两大动脉均起自右心室,关系异常。主动脉位于右前,瓣下有肌性圆锥。肺动脉位于左后,肺动脉瓣环小,内径 9mm,瓣增厚,开放明显受限,瓣下短肌性圆锥,内径狭窄。室间隔流出部缺损 20mm,位于肺动脉瓣下。主动脉弓降部发育正常。肺动脉发育偏细,内径 9.0mm,左右肺动脉发育较好,左肺动脉内径 12.0mm,右肺动脉内径 11.0mm。左右冠状动脉起自左右两侧冠状窦,常态走行。

【超声心动图】各房室内径在正常范围。室壁运动正常。房间隔完整。室间隔流出部缺损 19mm,缺损靠近肺动脉瓣下。两大动脉均起自右心室,关系异常。主动脉位于右前,瓣下有肌性圆锥。肺动脉位于左后,肺动脉瓣环小,内径 9mm,瓣增厚,开放明显受限,瓣下短肌性圆锥,内径狭窄。主肺动脉及左右肺动脉发育略细。主动脉弓降部发育正常。左右冠状动脉起自左右两侧冠状窦,常态走行。见图 79-1。

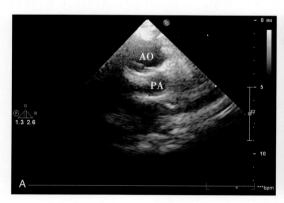
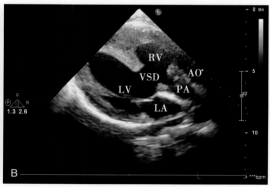

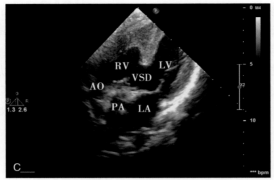

LA. 左心房；LV. 左心室；RA. 右心房；RV. 右心室；AO. 主动脉；PA. 肺动脉；VSD. 室间隔缺损。

图 79-1　患儿超声心动图表现

A. 大动脉短轴显示Ⅵ型右心室双出口（DORV），两大动脉位置关系异常（异常型），肺动脉位于左后，主动脉位于右前，平行排列，肺动脉口狭窄（肺动脉口狭窄型）；B. 膜周至流出部室间隔缺损，位于肺动脉瓣下（相关型室间隔缺损），肺动脉瓣及瓣下均狭窄；C. 心尖五腔心切面显示两大动脉均从右心室发出，主动脉位于右，肺动脉位于左，肺动脉瓣及瓣下狭窄。

　　【超声心动图诊断】先天性心脏病；Ⅵ型 DORV；大动脉关系异常；室间隔缺损（流出部，靠近肺动脉瓣下）；肺动脉瓣及瓣下狭窄；冠状动脉常态走行。

　　【超声诊断依据】该病例两大动脉均起自右心室，主动脉位于右前，肺动脉位于左后，螺旋排列消失，变为平行排列，类似于完全型大动脉转位。室间隔缺损位于膜周至流出部，靠近肺动脉瓣下。肺动脉瓣及瓣下均狭窄。符合Ⅵ型 DORV 的诊断。不同于Ⅴ型 DORV，由于肺动脉口狭窄，Ⅵ型表现为肺血减少。肺动脉可能会出现发育细，甚至出现体肺侧支开放的情况。超声在诊断后，需要观察肺动脉发育程度。Ⅵ型 DORV 也需要排查冠状动脉畸形。

　　【推荐】DRT 术或 Rastelli 术。

　　【点评】本例 DORV 两大动脉关系异常，主动脉位于右前，肺动脉位于左后，两大动脉变为平行排列；室间隔缺损位于肺动脉瓣下；肺动脉口有狭窄；符合Ⅵ型 DORV 诊断。此型和Ⅴ型一样，仍然遵守 50% 原则，即肺动脉骑跨率 ≥50%，诊断为Ⅵ型 DORV。骑跨率<50% 者，诊断为完全型大动脉转位合并肺动脉口狭窄。但是，由于肺动脉口狭窄，肺动脉骑跨率很容易受超声切面的影响，因此Ⅵ型 DORV 与完全型大动脉转位很难区分。但是由于二者的手术方式相同，不论诊断为哪一种，均并不影响手术方案的选择，因此也不必担心诊断混淆。

病例 80

　　【病史】患儿，男，16 月龄。哭闹后青紫 10 个月。

　　【体格检查】身长 90cm，体重 20kg，脉搏 95 次 /min，血压 95/50mmHg，上肢 SpO_2 92%。

【实验室检查】血常规：Hb 95g/L，余无异常。

【心电图】窦性心律，心率 96 次 /min，QRS 波时限 95ms，左心室高电压，余无异常。

【X 线】双肺血增多，肺动脉段突出。心胸比例 0.59。

【心血管 CT】室间隔流入部缺损 15mm，缺损远离两大动脉。两大动脉均起自右心室，关系异常。双动脉下肌性圆锥，主动脉位于右前，肺动脉位于左后。主动脉弓降部发育正常。左右冠状动脉起自左右两侧冠状窦，常态走行。

【右心导管】肺动脉压收缩 95mmHg，平均压 65mmHg；主动脉收缩压 100mmHg；QP：QS 为 2.5：1；全肺阻力 4.1U；肺动脉 SpO_2 80%；主动脉 SpO_2 95%。

【超声心动图】左心房、左心室内径增大，右心房、右心室内径在正常范围。室壁运动正常。房间隔完整。室间隔流入部缺损 15mm，缺损远离两大动脉，与两大动脉不相关，无法建立连接。两大动脉均起自右心室，关系异常。双动脉下肌性圆锥，主动脉位于右前，肺动脉位于左后。各瓣膜结构、功能正常。主动脉弓降部发育正常。左右冠状动脉起自左右两侧冠状窦，常态走行。见图 80-1。

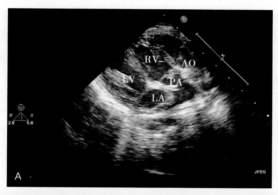

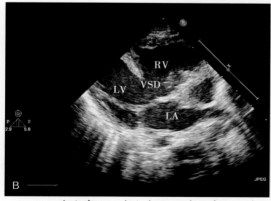
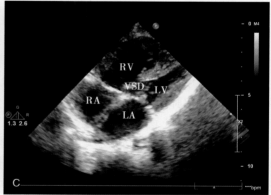

LA. 左心房；LV. 左心室；RA. 右心房；RV. 右心室；AO. 主动脉；PA. 肺动脉；VSD. 室间隔缺损。

图 80-1　患儿超声心动图表现

A. 胸骨旁长轴切面显示两大动脉位置关系异常（异常型），肺动脉位于左后，主动脉位于右前，平行排列，无肺动脉口狭窄；B. 流入部室间隔缺损，远离两大动脉，室间隔缺损时无法显示两大动脉，提示室间隔缺损与两大动脉无关联（不相关型室间隔缺损）；C. 胸骨旁四腔心切面显示室间隔缺损位于二、三尖瓣环下方。

【超声心动图诊断】先天性心脏病；Ⅶ型 DORV；大动脉关系异常；室间隔缺损（流入部，远离，与两大动脉无法连接）；重度肺动脉高压，动力型为主；冠状动脉常态走行。

【超声诊断依据】本病例两大动脉均完全起自右心室，关系异常，主动脉位于右前，肺动脉位于左后，平行排列。室间隔缺损位于流入部，远离两大动脉，与两大动脉均无法连接。肺动脉口无狭窄，属于新分型的Ⅶ型 DORV。判断室间隔缺损能否与相应的大动脉建立连接的方法同Ⅲ型和Ⅳ型 DORV。同时由于存在肺动脉高压，还需要判断肺动脉高压是阻力型还是动力型。本病例缺损位于流入部，与肺动脉间是三尖瓣流入道，与主动脉完全不相关，无法建立大动脉与左心室之间的内隧道连接，无法进行根治，也无法进行 Fontan 类的手术。

【推荐】肺动脉环缩术。口服降肺动脉压药物和吸氧等保守治疗，缓解肺动脉高压的症状。

【点评】本病例是 DORV 中占比最少的一类。由于室间隔缺损远离两大动脉，如何将主动脉和左心室建立连接是手术需要解决的最主要问题。首先需要判断室间隔缺损能否与肺动脉建立连接，方法与Ⅲ型和Ⅳ型 DORV 相同。其次判断肺动脉高压以动力型为主还是以阻力型为主。本例患儿超声发现左心房、左心室内径仍大，说明肺血仍然多，判断肺动脉高压以动力型为主。右心导管检查证实全肺阻力并未达到阻力型，但是室间隔缺损无法与肺动脉建立连接，也就无法进行双心室根治。可以选择肺动脉环缩减少分流造成的肺血管进一步损伤，延缓肺动脉高压的进展，同时进行药物及吸氧治疗。

病例 81

【病史】患儿，男，19 月龄。哭闹后青紫 10 个月。

【体格检查】身长 95cm，体重 21kg，脉搏 95 次 /min，血压 85/50mmHg，上肢 SpO_2 76%。

【实验室检查】血常规：Hb 140g/L，余无异常。

【心电图】窦性心律，心率 96 次 /min，QRS 波时限 94ms，右束支传导阻滞，余无异常。

【X 线】双肺血减少。心胸比例 0.49。

【心血管 CT】两大动脉均起自右心室。主动脉位于右前方，肺动脉位于左后方。室间隔流入部缺损 15mm，远离两大动脉。肺动脉瓣及瓣下流出道狭窄。主肺动脉及左右肺动脉发育偏细。主肺动脉内径 10mm，左肺动脉内径 8.0mm，右肺动脉内径 9.0mm。McGoon 指数 1.8。未发现粗大体肺侧支血管。主动脉弓降部发育正常。

【超声心动图】右心房、右心室内径轻度增大，左心房、左心室内径在正常范围。室壁运动正常。房间隔完整。室间隔流入部缺损 15mm，缺损远离两大动脉，与两大动脉不相关，无法建立连接。两大动脉均起自右心室，关系异常。双动脉下肌性圆锥，主动脉位于右前，肺动脉位于左后。肺动脉瓣及瓣下狭窄，瓣环内径 11mm。主肺动脉发育偏细，左右肺动脉发育较好。主动脉弓降部发育正常。左右冠状动脉起自左右两侧冠状窦，常态走行。见图 81-1。

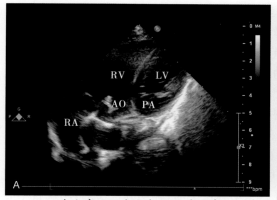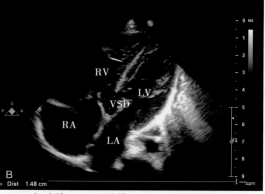

LA. 左心房；LV. 左心室；RA. 右心房；RV. 右心室；AO. 主动脉；PA. 肺动脉；VSD. 室间隔缺损。

图 81-1　患儿超声心动图表现

A. 胸骨旁五腔心切面显示Ⅷ型 DORV，两大动脉位置关系异常（异常型），肺动脉位于左后，主动脉位于右前，肺动脉口狭窄（肺动脉口狭窄型）。显示双大动脉时无法显示室间隔缺损；B. 心尖斜四腔心切面显示流入部室间隔缺损，远离两大动脉，室间隔缺损时无法显示两大动脉，说明室间隔缺损与两大动脉无关联（不相关型室间隔缺损）。

【超声诊断】先天性心脏病；Ⅷ型 DORV；大动脉关系异常；室间隔缺损（流入部，远离，与两大动脉无法连接）；肺动脉瓣及瓣下狭窄；冠状动脉常态走行。

【超声诊断依据】该病例两大动脉均完全起自右心室，关系异常。主动脉位于右前，肺动脉位于左后，平行排列。室间隔缺损远离两大动脉，与肺动脉可建立长连接。肺动脉口有狭窄，属于Ⅷ型 DORV。同Ⅳ型 DORV，Ⅷ型也需要判断室间隔缺损与大动脉能否建立连接，以及肺动脉的发育情况，排查是否有粗大体肺侧支开放的可能。该病例室间隔缺损远离，但可以与肺动脉建立连接，也可以跨过肺动脉与主动脉建立长连接。

【推荐】DRT 手术＋室间隔缺损与调转的主动脉建立长隧道连接，或 Rastelli 手术，将室间隔缺损与主动脉建立长隧道连接，闭合肺动脉。右心室流出道切口，连接外管道至主肺动脉。

【点评】这是结构最复杂的一类 DORV，手术方式也最难。需要进行双动脉根部调转，或 Rastelli 术。手术能否成功取决于室间隔缺损能否通过建立内隧道连接至主动脉。本例尽管远离，但缺损与大动脉间无三尖瓣流入道，因此可以通过建立长隧道实现主动脉和左心室的连接。对于不能建立内隧道连接的患者，由于肺动脉有狭窄保护，处于低压状态，也可选择 Fontan 类的手术，实现单心室矫治的结果。

病例 82

【病史】患儿，男，10 岁。双向腔静脉 - 肺动脉分流术后 10 年，活动后气促半年余。

【体格检查】口唇发绀，身高 145cm，体重 45kg，脉搏 88 次 /min，血压 92/50mmHg，上肢

SpO₂80%。听诊：胸骨旁第3~4肋间收缩期Ⅲ级杂音。

【实验室检查】血常规：Hb 180g/L，余无异常。

【心电图】窦性心律，心率74次/min，余无异常。

【X线】双肺血少，右上纵隔影增宽；肺动脉段平直，心影偏大。可见胸骨固定钢丝影。心胸比例0.48。

【心血管CT】Glenn术后，右上腔静脉-右肺动脉干连接通畅。左心室型单心室，两组房室瓣，左位型大动脉转位，肺动脉瓣狭窄，左右肺动脉发育欠佳。

【超声心动图】心脏位置正常，内脏心房正位，心室呈单心室，室壁光滑接近左心室形态，其右侧探及狭小残腔。单心室室壁运动幅度正常。房间隔延续完整，双侧心房通过两组房室瓣均与主心室连接，房室瓣启闭功能良好。主动脉位于前，肺动脉位于后，均发自单心室，肺动脉瓣环狭小，瓣叶为前后排列的二叶瓣，开放明显受限。主肺动脉及左右肺动脉发育较细，右侧上腔静脉增宽，与右肺动脉连接通畅。

多普勒检查：心室水平球室孔处探及低速双向分流，收缩期肺动脉瓣前向血流加速，峰值压差91mmHg。右侧上腔静脉回流通畅，探及少许逆流考虑为肺动脉前向血流。见图82-1。

【超声诊断】先天性心脏病；单心室（左心室型）；两组房室瓣；大动脉关系异常；肺动脉瓣狭窄；既往双向腔静脉-肺动脉分流术后；右上腔静脉-右肺动脉连接通畅。

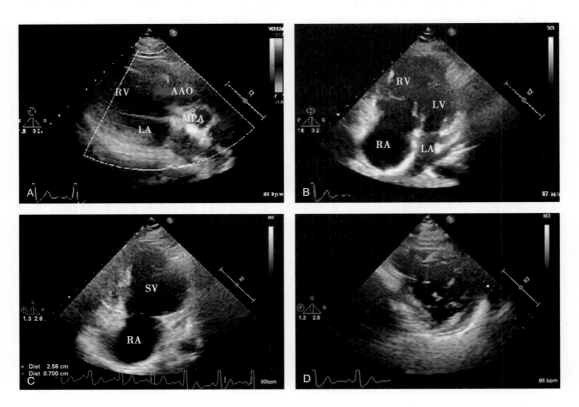

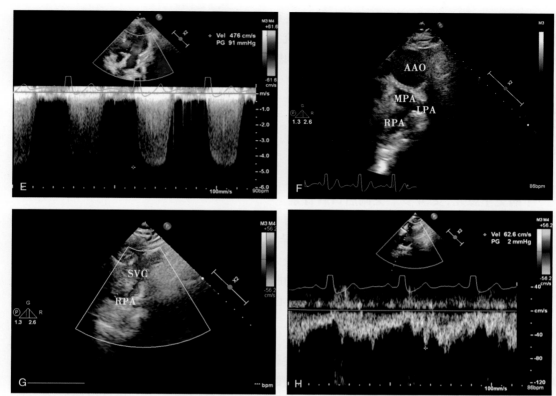

LA. 左心房；SV. 单心室；RA. 右心房；AAO. 升主动脉；1. 房室瓣口 1；2. 房室瓣口 2；
MPA. 主肺动脉；RPA. 右肺动脉；LPA. 左肺动脉；SVC. 上腔静脉。

图 82-1 患儿超声心动图表现

A. 左心室长轴切面显示左心室内径增大，主动脉在前、肺动脉在后且均发自左心室，彩色多普勒显示肺动脉瓣口血流加速；B. 心尖四腔心切面显示双侧心房通过两组房室瓣连接至左心室型单心室；C. 心尖四腔心切面显示右侧狭小的残余心腔；D. 心室短轴切面显示单心室内两组房室瓣；E. 心尖五腔心切面连续多普勒测量肺动脉瓣前向流速加快，峰值流速 476cm/s；F. 大动脉短轴切面显示主动脉位于前，肺动脉位于后，左右肺动脉分支发育欠佳；G. 胸骨上窝右侧观察上腔静脉连接右肺动脉血流通畅；H. 胸骨上窝右侧测量上腔静脉回流速度及频谱形态正常。

【超声诊断依据】心脏位置正常，内脏心房正位，呈单心室，室壁光滑接近左心室形态，其右侧探及狭小残腔。单心室室壁运动幅度正常。房间隔延续完整，双侧心房通过两组房室瓣均与主心室连接，房室瓣启闭功能良好。主动脉位于前方，肺动脉位于后方，均发自单心室，肺动脉瓣环狭小，瓣叶为前后排列的二叶瓣，开放明显受限。主肺动脉及左右肺动脉发育较细，右侧上腔静脉增宽，与右肺动脉连接通畅。

多普勒检查：心室水平球室孔处探及低速双向分流，收缩期肺动脉瓣前向血流加速，峰值压差 91mmHg。右侧上腔静脉回流通畅，探及少许逆流，考虑为肺动脉前向血流。

【推荐】下腔静脉 - 肺动脉连接手术。

【病理】无。

【点评】患儿发绀明显，生长发育滞后。心脏超声检查发现内脏心房正位，心脏位于左侧胸腔，心室增大，呈左心室型单心室，通过两组房室瓣分别与双侧心房连接。单心室收缩功能正常,两组房室瓣功能良好。两大动脉关系异常,均发自主心室腔,肺动脉瓣重度狭窄。患儿因 10 年前已行双向腔静脉 - 肺动脉分流术,此次术前需评估肺动脉压,如肺动脉压升高则无法进行全腔静脉 - 肺动脉连接术,需考虑心脏移植手术。

病例 83

【病史】患儿,女,4 岁。哭闹后口唇青紫。

【体格检查】身高 78cm,体重 10.5kg,脉搏 124 次 /min,血压 96/53mmHg,上肢 SpO$_2$ 85%。

【实验室检查】血常规:Hb 110g/L,余无异常。

【心电图】窦性心律,心率 120 次 /min,余无异常。

【X 线】双肺血少,右上纵隔影增宽;肺动脉段平直,右心大。心胸比例 0.48。

【心血管 CT】先天性心脏病;单心房(右心房异构),单心室(右心室型),肺动脉高压,双上腔静脉;无脾综合征,右位主动脉弓。

【超声心动图】胃泡位于右上腹,水平肝,脾脏未探及。腹主动脉位于脊柱右侧,下腔静脉位于其左前方。心脏位于左侧胸腔,心尖朝左。双侧心房、心耳宽大,均呈右心耳形态。单心室为肌小梁丰富的右心室形态,收缩幅度正常,其左侧探及小残腔,球室孔约 12mm。主动脉位于右前,肺动脉位于左后,均发自单心室。肺动脉瓣环 11mm,瓣叶增厚粘连,开放受限,主肺动脉及左右肺动脉增宽。仅探及一组房室瓣,呈解剖三尖瓣形态,关闭欠佳。房间隔上部偏曲,平行于房室瓣走行,中部回声中断 11mm。探及左上腔静脉和右上腔静脉,两者分别汇入左右侧右心房。各支肝静脉汇合经下腔静脉汇入左侧右心房。各支肺静脉回流入右侧左心房。主动脉弓降部未见异常。

多普勒检查:心室水平球室孔处探及低速双向分流,收缩期肺动脉瓣前向血流加速,峰值压 100mmHg。共同房室瓣少量反流。心房水平双向分流。见图 83-1。

【超声诊断】先天性心脏病;单发左位心;单心室;完全型心内膜垫缺损;共同房室瓣少量反流;大动脉异位;肺动脉瓣狭窄;Ⅱ孔型房间隔缺损;无顶冠状静脉窦综合征;双上腔静脉分别汇入双侧心房。

【超声诊断依据】胃泡位于右上腹,水平肝,脾脏未探及。心脏位于左侧胸腔,心尖朝左。双侧心耳均呈右心耳形态。单心室为一肌小梁丰富的右心室形态,收缩幅度正常,其左侧探及小残腔,球室孔约 12mm。两大动脉异位,均发自单心室。肺动脉瓣狭窄,肺动脉发育好。仅探及一组房室瓣,呈解剖三尖瓣形态,关闭欠佳。房间隔回声中断 11mm。分别探及左上腔静脉、右上腔静脉,分别汇入左右侧右心房。各支肝静脉汇合经下腔静脉汇入左侧右心房。各支肺静脉回流入右侧左心房。符合无脾综合征,右心室型单心室。心腔内动静脉血混合及肺血减少导致缺氧。

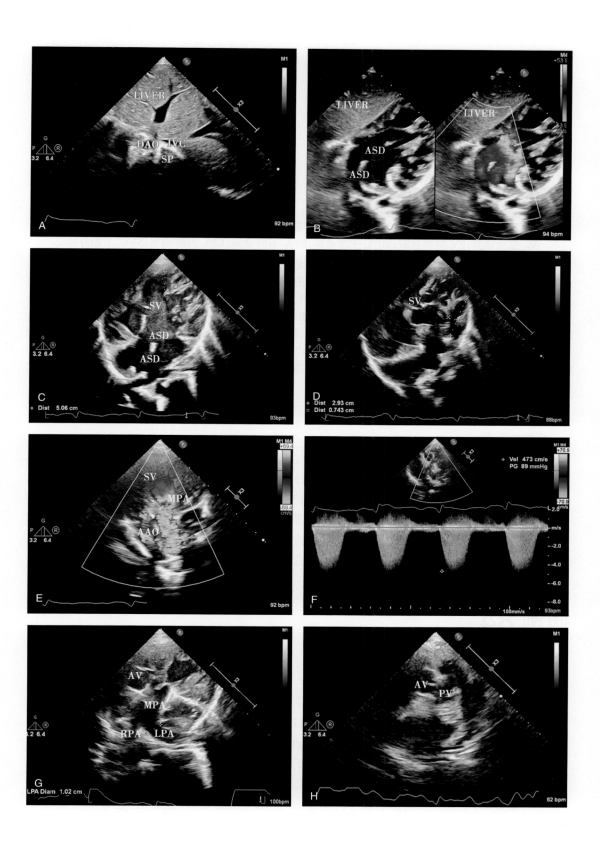

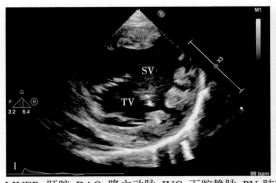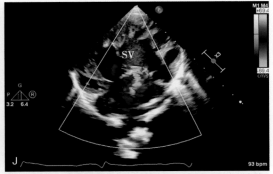

LIVER. 肝脏;DAO. 降主动脉;IVC. 下腔静脉;PV. 肺静脉;ASD. 房间隔缺损;SV. 单心室;AAO. 升主动脉;AV. 主动脉瓣;PV. 肺动脉瓣;MPA. 主肺动脉;RPA. 右肺动脉;LPA. 左肺动脉;SVC. 上腔静脉。

图 83-1　患儿超声心动图表现

A. 剑突下腹部血管横切面显示降主动脉位于脊柱右前方,下腔静脉位于其左前方;B. 剑突下四腔心切面显示心尖朝左,Ⅰ孔型房间隔缺损及Ⅱ孔型房间隔缺损,形成功能性单心房,肺静脉分别回流入左侧心房;C. 心尖四腔心切面显示单心室肌小梁丰富,呈解剖右心室形态;D. 心尖四腔心切面显示左侧狭小的残余心腔;E. 心尖五腔心切面显示两条大动脉均发自主心室腔,肺动脉在左,主动脉在右,肺动脉瓣水平狭窄,流速明显加快;F. 连续多普勒测量肺动脉瓣口峰值流速为473cm/s;G. 肺动脉长轴切面显示主肺动脉及左右肺动脉发育良好;H. 大动脉短轴切面显示主动脉瓣位于右前,肺动脉瓣位于左后;I. 心室短轴切面显示单组房室瓣为三尖瓣形态;J. 单组房室瓣少量中心性反流。

【推荐】双侧双向腔静脉 - 肺动脉分流术。

【病理】无。

【点评】患儿发绀明显,生长发育滞后。心脏超声检查发现内脏心房反位,无脾脏。单发左位心,右心室型单心室,通过一组房室瓣分别与双侧心房连接。单心室收缩功能正常,房室瓣功能良好。两大动脉关系异常,均发自主心室腔,肺动脉瓣重度狭窄。无脾综合征容易合并双侧上腔静脉、下腔静脉肝段缺如、肝静脉异常回流,但本例患儿肝静脉与下腔静脉回流未出现异常。本例患儿需通过心导管检查评估肺动脉压力情况,如肺动脉压力正常,可以行双侧双向腔静脉 - 肺动脉分流术、全腔静脉 - 肺动脉连接术改善患儿的 SpO_2。

病例 84

【病史】患儿因吃奶气促出汗,发现心脏杂音来诊。

【体格检查】身长 68cm,体重 8kg,脉搏 110 次 /min,血压 92/50mmHg。

【实验室检查】Hb 110g/L,hs-cTnI 0.048ng/ml,CK-MB 6.84ng/ml,NT-proBNP 5 385pg/ml。

【心电图】窦性心律,心率 120 次 /min,余无异常。

【X 线】双肺纹理增重。心影增大,以左心大为主。肺动脉段饱满。心胸比例 0.68。

【心血管 CT】左冠状动脉起源于肺动脉,少量侧支血管显影;左心房、左心室明显增大,考虑合并二尖瓣关闭不全,左心功能减低。

【超声心动图】左心扩大以左心室为著。室间隔与左心室室壁厚度正常,心内膜回声增强。室壁运动不协调,收缩幅度普遍减低,以外侧壁及心尖为著。辛普森法双平面估测 LVEF 37%。房室间隔连续完整。二尖瓣外侧乳头肌及瓣下腱索回声明显增强呈纤维化改变。二尖瓣环增宽,关闭时 A2 区关闭对合不良。余各瓣膜形态、启闭未见异常。右冠状动脉开口位置正常,内径 2mm,主动脉左冠窦上未能探及左冠状动脉开口发出。肺动脉左后窦发出 1 根异常血管,内径 1.9mm。大动脉关系正常,主动脉弓降部未见异常。

多普勒检查:二尖瓣大量反流,缩流颈宽 7mm。探及冠状动脉血流逆行进入主肺动脉,室间隔及左心室室壁心肌内可见稀少的五彩镶嵌的双期血流信号(为右冠状动脉 - 侧支循环 - 左冠状动脉 - 肺动脉的左向右分流)。见图 84-1。

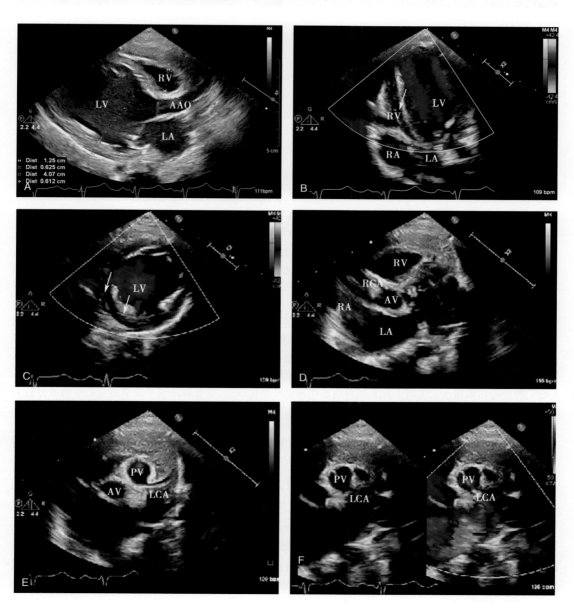

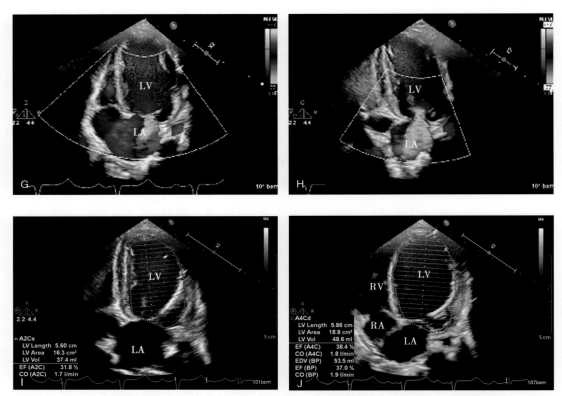

LA. 左心房；LV. 左心室；RA. 右心房；RV. 右心室；RCA. 右冠状动脉；LCA. 左冠状动脉；MPA. 主肺动脉；
RPA. 右肺动脉；LPA. 左肺动脉。

图 84-1　患儿超声心动图表现

A. 左心室长轴切面显示左心室明显增大；B. 心尖四腔心切面显示左心室扩大，彩色多普勒显示室间隔心肌内细小侧支循环血流信号（箭头）；C. 乳头肌水平左心室短轴切面显示心内膜回声增强，外侧乳头肌回声增强，彩色多普勒显示心肌内细小侧支循环血流信号（箭头）；D. 大动脉短轴切面上翘探头显示右冠状动脉开口于右冠窦中部，内径正常；E. 大动脉短轴切面向左前上翘探头显示左冠状动脉主干发自肺动脉后外侧窦；F. 大动脉短轴切面彩色对比模式显示舒张期左冠状动脉血流逆灌至肺动脉根部；G. 心尖四腔心切面彩色多普勒显示二尖瓣大量反流；H. 心尖两腔心切面彩色多普勒显示二尖瓣大量反流；I. 心尖两腔心切面辛普森法估测左心室射血分数约为 31.8%，左心室外侧乳头肌及二尖瓣下腱索回声明显增强呈纤维化改变；J. 心尖四腔心切面显示二尖瓣下腱索回声明显增强呈纤维化改变，辛普森法双平面估测左心室射血分数为37%。

【超声诊断】先天性心脏病；左冠状动脉异常起源于肺动脉；二尖瓣关闭不全；二尖瓣大量反流；节段性室壁运动异常；左心室收缩功能减低。

【超声诊断依据】二维超声显示左心室增大，心内膜回声增强，收缩幅度明显减低，以左心室前侧壁及心尖部减低为著。二尖瓣腱索及外侧乳头肌回声明显增强，呈缺血导致的纤维化改变。因乳头肌功能不全、腱索延长，二尖瓣出现大量反流。探查冠状动脉近端发现左冠状动脉主干发自肺动脉左后窦。右冠状动脉开口位置正常，内径无明显扩张，室间隔心肌内可见细小的侧支循环血流信号，为右冠状动脉通过侧支供应左冠状动脉血流信号，舒张期肺动脉近端可见由左冠状动脉开口窃血进入肺动脉。

【推荐】冠状动脉异常起源矫治术,二尖瓣成形术。

【病理】无。

【点评】左冠状动脉异常起源于肺动脉是一种发病率很低的先天性心脏病,约占所有先天性心脏病的 0.5%。其中约 85% 为冠状动脉侧支循环建立不充分的婴儿型,此类患儿往往病情危重且容易被误诊。婴幼儿出现心力衰竭症状时不要只考虑心肌病(最常见为心内膜弹力纤维增生症),需要首先排除冠状动脉畸形。明确诊断冠状动脉畸形可以及时手术根治,挽救患儿生命。先天性左冠状动脉异常起源于肺动脉,出生后随着胎儿期肺动脉高压的下降,左冠状动脉灌注依赖于左右冠状动脉之间的侧支循环,在代偿不充分时心肌组织出现慢性缺血缺氧,影响二尖瓣乳头肌及腱索的功能,容易合并缺血性二尖瓣关闭不全,二尖瓣大量反流可导致高估左心室射血分数(LVEF)遮掩真正心力衰竭的程度。在检查时也要警惕不能将此类患儿误诊为二尖瓣病变引起的心脏扩大。检查时左心室扩大,室壁运动幅度减弱且呈节段性分布,二尖瓣乳头肌和腱索呈强回声纤维化改变时应考虑到本病。明确诊断需要在肺动脉上寻找到左主冠状动脉的开口,为了清晰显示冠状动脉开口,需要使用高频探头,将超声图像的条件调整至高分辨率显示,但对操作者的手法和经验有较高的要求。

病例 85

【病史】患儿,男,14 岁。活动后胸闷、憋气。

【体格检查】身高 173cm,体重 65kg,脉搏 61 次 /min,血压 132/70mmHg。

【实验室检查】无异常。

【心电图】窦性心律,心率 61 次 /min,余无异常。

【X 线】双肺纹理正常;肺动脉段平直,左心大。心胸比例 0.58。

【心血管 CT】左冠状动脉起源于主肺动脉,走行未见异常,左右冠状动脉增宽,远段迂曲侧支循环形成。

【超声心动图】左心增大。室间隔与左心室室壁厚度正常。室壁运动协调,各节段收缩幅度正常。房室间隔连续完整。二尖瓣外侧乳头肌及瓣下腱索部分回声增强。二尖瓣环增宽,关闭时 A2 区对合欠佳。余各瓣膜形态、启闭未见异常。右冠状动脉开口位置正常,内径增宽为 5.6mm,主动脉左冠窦上未能探及左冠状动脉开口。主肺动脉中部前壁发出 1 根异常血管,内径 2.5mm。大动脉关系正常,主动脉弓降部未见异常。

多普勒检查:二尖瓣少量中心性反流。左冠状动脉起始段可见血流反向,探及冠状动脉血流逆行进入主肺动脉中段。室间隔及左心室室壁心肌内可见丰富的五彩镶嵌的双期血流信号(为右冠状动脉 - 侧支循环 - 左冠状动脉 - 肺动脉的左向右分流)。见图 85-1。

【超声诊断】先天性心脏病;左冠状动脉异常起源于肺动脉;左心室增大;二尖瓣少量反流。

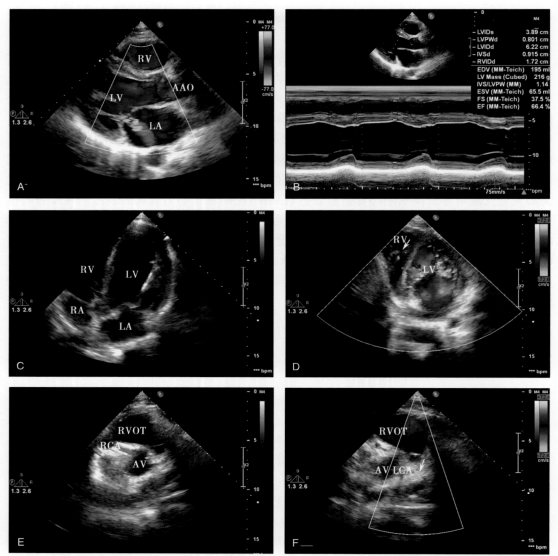

LA. 左心房；LV. 左心室；RA. 右心房；RV. 右心室；AAO. 升主动脉；RCA. 右冠状动脉；LCA. 左冠状动脉；
RVOT. 右心室流出道。

图 85-1　患儿超声心动图表现

A. 左心室长轴切面显示左心室增大，彩色多普勒显示二尖瓣少量反流；B. 左心室长轴 M 型测量，左心室舒张末期内径 62mm，左心室射血分数 66%（正常）；C. 心尖四腔心切面显示二尖瓣前外侧乳头肌发出部分腱索回声增强呈纤维化改变；D. 左心室短轴切面彩色多普勒显示室间隔内较丰富的侧支循环血流信号（箭头）；E. 大动脉短轴切面向前上翘探头显示右冠状动脉发自右冠窦中部，开口增宽，左冠状动脉主干似发自左冠窦；F. 大动脉短轴切面彩色多普勒显示舒张期左冠状动脉血流方向相反，逆灌进入主肺动脉中段，说明左主干发自肺动脉中段。

【超声诊断依据】二维超声显示左心室增大，心内膜回声正常，室壁运动协调，收缩幅度未见明显异常。二尖瓣下部分腱索回声明显增强，呈缺血导致的纤维化改变，二尖瓣出现少量功能性反流。室间隔心肌内可见较为丰富的侧支循环血流信号，为右冠状动脉通过侧支供应左冠状动脉血流信号。探查冠状动脉近端发现右冠状动脉开口位置正常,内径增宽约5.6mm。二维切面显示左冠状动脉主干似与左冠窦相通,但结合血流信号发现真正开口发自主肺动脉中部,与左冠窦仅为"路过";左冠状动脉近端舒张期血流信号为蓝色,血流方向是逆向的,部分分流进入主肺动脉中部。

【推荐】冠状动脉异常起源矫治术。

【病理】无。

【点评】约15%的左冠状动脉异常起源于肺动脉患者因侧支循环建立充分可存活到成年期,患者会逐渐出现与冠心病类似的症状。明确诊断冠状动脉畸形可以及时手术根治,预后较好。观察到左心室增大,二尖瓣腱索回声增强要考虑心肌存在潜在的缺血性改变,结合彩色多普勒观察到左心室心肌内侧支循环血流信号可提示本病。要明确诊断先天性左冠状动脉异常起源于肺动脉,需要在肺动脉上找到左主冠状动脉的开口。在检查时即使二维图像显示左冠状动脉开口于左冠窦也不能放松警惕,一定要结合彩色多普勒观察冠状动脉近端的血流方向是否正确;此外,还要在肺动脉内不同位置细心寻找有无舒张期异常血流信号汇入。

病例 86

【病史】患儿,女,14岁。2年内运动后晕厥4次。

【体格检查】身高174cm,体重55kg,脉搏94次/min,血压102/68mmHg。

【实验室检查】血常规:Hb 106g/L,余无异常。

【心电图】窦性心律,心率96次/min。

【X线】双肺纹理正常;主动脉结不宽,肺动脉段饱满,心影不大。心胸比例0.47。

【心血管CT】无。

【超声心动图】心脏各房室内径正常,室壁厚度正常,运动协调,收缩幅度未见明显异常。房室间隔连续完整。各瓣膜形态、结构及启闭未见异常。左冠状动脉开口于左右冠窦交界上方右窦侧,开口与主动脉壁呈锐角,近端壁内走行长度约6.2mm,开口处内径约2.6mm,向左走行分为前降支及回旋支。右冠状动脉开口于右冠窦中点,近端内径及走行未见异常。主动脉弓降部正常。

多普勒检查:左冠状动脉开口峰值流速100cm/s。二、三尖瓣少量反流。见图86-1。

【超声诊断】先天性心脏病;左冠状动脉异常起源于主动脉右冠窦;左冠状动脉近端壁内走行。

【超声诊断依据】左冠状动脉开口于左右冠窦交界上方右窦侧,开口与主动脉壁呈锐角,近端壁内走行,表现为"三明治"征,开口处内径约2.6mm,向左走行分为前降支及回旋支。

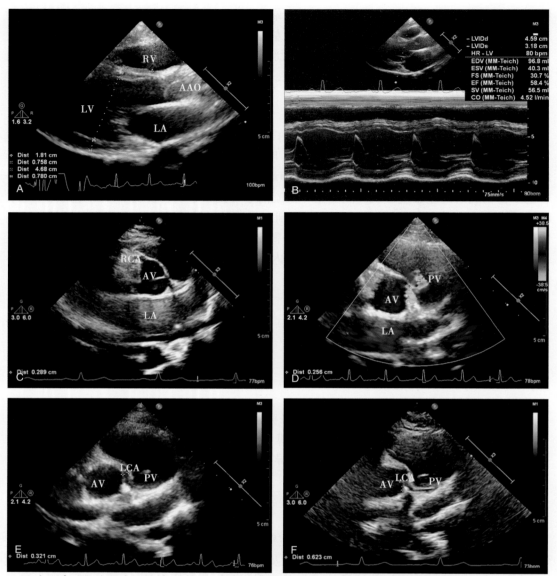

LA. 左心房；LV. 左心室；RV. 右心室；RCA. 右冠状动脉；LCA. 左冠状动脉；PV. 肺动脉瓣；AV. 主动脉瓣。

图 86-1　患儿超声心动图表现

A. 左心室长轴切面显示左心室舒张末期内径在正常范围；B. 左心室长轴 M 型测量，左心室舒张末期内径 46mm，左心室射血分数 58%（正常）；C. 大动脉短轴切面调整探头角度显示右冠状动脉开口位于右冠窦中部，开口接近垂直窦壁发出，内径 2.9mm；D. 大动脉短轴切面彩色多普勒显示左冠状动脉开口接近平行于左冠窦方向呈锐角发出，开口处仅 2.6mm，起自于左右冠窦交界处右侧；E. 大动脉短轴切面结合伪彩技术调整探头角度显示左冠状动脉近端管腔在主动脉壁内走行；F. 测量左主干壁内走行段长度。

【推荐】左冠状动脉去顶术。

【病理】无。

【手术探查】左冠状动脉开口于主动脉左右冠窦交界处右冠窦侧，左冠状动脉主干近端壁内走行，壁内长度约为 6.2mm，开口处可见纤维膜样结构部分遮挡左冠状动脉开口。

【点评】冠状动脉异常起源于主动脉中,最危险的一种为左冠状动脉异常起源于主动脉右冠窦,是一种非常罕见的先天性冠状动脉畸形,占冠状动脉畸形的 1%~3%。冠状动脉开口呈倾斜裂隙状会影响冠状动脉近端的血供,尤其当左主干近端壁内走行于主动脉与肺动脉之间时容易受到挤压,患者有猝死风险,需要引起高度重视,一旦发现应及时手术治疗。本病例症状典型,需要仔细探查冠状动脉开口位置和近端走行,调整仪器条件和探头位置,获取满意的图像是诊断的关键。

病例 87

【病史】患儿,男,4 月龄。查体发现心脏杂音 10 余日。

【体格检查】身长 75cm,体重 8.3kg,脉搏 110 次 /min,血压 80/50mmHg,上肢 SpO_2 95%~97%。

【实验室检查】未见明显异常。

【心电图】窦性心律,未见明显异常。

【X 线】左心增大。

【心血管 CT】左主干开口显示不清,考虑闭锁可能。

【超声心动图】左心扩大,以左心室为著。右心房、右心室内径在正常范围。室间隔、左心室前壁、高侧壁及心尖部心肌内膜回声增强,呈纤维化改变,室壁运动幅度明显减低,余左心室室壁运动亦明显减低,双平面辛普森法估测 LVEF 为 32%。二尖瓣叶、瓣下腱索及乳头肌增厚,回声增强,呈纤维缺血性改变,瓣叶关闭欠佳。余瓣膜结构、启闭正常。大动脉关系及发育正常,主动脉弓降部未见明显异常。心包腔无异常。

右冠状动脉起源于右冠窦,开口内径稍宽,约 2mm。左冠状动脉起源于左冠窦,开口纤细,远端稍增粗。

多普勒检查:二尖瓣少量反流。左冠状动脉前向血流信号稀疏,右冠状动脉前向血流信号较丰富。见图 87-1。

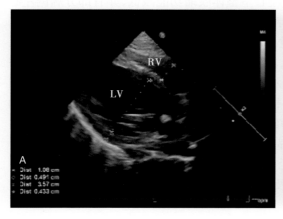
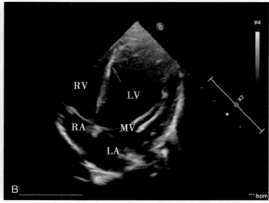

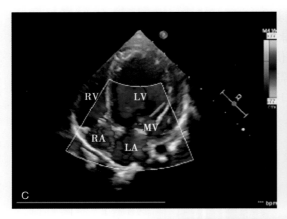
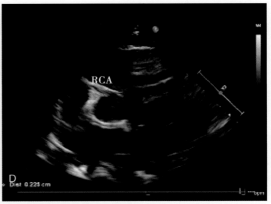
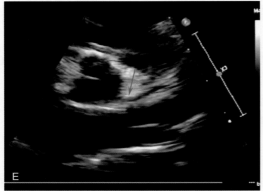

LA. 左心房；LV. 左心室；RA. 右心房；RV. 右心室；MV. 二尖瓣；RCA. 右冠状动脉。

图 87-1　患儿超声心动图表现

A. 左心室长轴切面显示左心房、左心室内径明显增大；B. 四腔心切面显示心肌内膜回声增强（箭头），二尖瓣腱索回声增强，呈纤维化改变；C. 彩色多普勒显示收缩期二尖瓣少量反流；D. 右冠状动脉起源于右冠窦，开口内径稍增宽；E. 左冠状动脉起源于左冠窦，开口纤细（箭头），远端稍增粗。

【超声诊断】先天性心脏病；左冠状动脉开口纤细，考虑闭锁可能；二尖瓣少量反流；节段性室壁运动异常；左心室收缩功能减低。

【超声诊断依据】二维超声显示左心房、左心室内径增大，本病例出现典型的心肌缺血表现，表现为心内膜回声增强，室壁运动异常，左心室整体收缩功能减低，亦有部分病例左心室室壁运动及收缩功能正常；二尖瓣下腱索、乳头肌回声增强，纤维化，亦符合缺血性改变。本病例二尖瓣功能尚好，彩色多普勒显示少量反流，而在其他病例中，二尖瓣脱垂并大量反流的情况更为多见。二维超声探查冠状动脉，右冠状动脉开口位置正常，近端内径增宽，左冠状动脉开口细或显示不清，彩色多普勒可显示其血流情况，部分病例可显示左冠状动脉内少许逆向血流，以及室间隔细微的侧支血流。根据上述直接和间接征象，高度怀疑左冠状动脉闭锁可能。随后的冠状动脉 CT 检查与超声结果一致。

【推荐】冠状动脉成形术，合并二尖瓣明显反流的病例，应同期行二尖瓣成形术。

【手术】左冠状动脉开口于左冠窦近左无交界处，主动脉内侧未见明确开口残迹，左主干通畅，可通过直径 1.5mm 的探子。前降支及回旋支通畅。右冠状动脉明显扩张，开口位置及走行未见明显异常。

【点评】左冠状动脉闭锁是一种非常罕见的细微畸形。左冠状动脉开口和/或近端闭锁,其内的血流灌注依赖于来自右冠状动脉的逆行侧支血管,血流呈向心性分布。该病多独立存在,少数患者合并其他先天性心血管畸形。患儿绝大多数早期出现心肌缺血的症状。超声心动图直接显示左冠状动脉闭锁较困难,但通常会发现左冠状动脉开口纤细或显示困难,结合间接征象如二尖瓣缺血性反流,左心室室壁运动异常等应高度怀疑该疾病。结合冠状动脉造影和 CT 检查可以确诊。左冠状动脉闭锁应注意与左冠状动脉异常起源于肺动脉相鉴别。该病多数在婴幼儿和儿童时期即出现明显的心肌缺血症状,因此应早期手术治疗,以改善其预后。

病例 88

【病史】患儿,女,4 岁 1 月龄。发现先天性心脏病 3 余年。

【体格检查】身高 102cm,体重 18kg,脉搏 100 次 /min,血压 90/65mmHg,上肢 SpO$_2$ 99%。

【实验室检查】肌钙蛋白 -T 2 035.0ng/L。血常规、生化、凝血常规、输血前全套未见明显异常。

【心电图】窦性心律,心率 101 次 /min,QRS 波时限 115ms,余无异常。

【X 线】双侧肺野清晰,肺门增大;心脏明显增大,心腰膨隆;余未见明显异常。

【心血管 CT】无。

【超声心动图】左心增大,右心房、右心室大小正常。主动脉、肺动脉内径正常。左右冠状动脉分别起源于主动脉左右冠窦。左冠状动脉起始段内径正常;右冠状动脉起始段呈瘤样扩张,内径约为 9mm,右冠状动脉走行迂曲,于后室间沟近三尖瓣环处破入右心室,瘘口约为 5mm。房间隔中份较薄弱;可见斜形分离;室间隔连续。

多普勒检测:于后室间沟近三尖瓣环处探及右冠状动脉瘘口分流,收缩期峰值流速 410cm/s,峰值压差 69mmHg;舒张期峰值流速 247cm/s,峰值压差 24mmHg。心房水平探及细束左向右过隔分流;心室水平及大血管水平未见确切分流。见图 88-1。

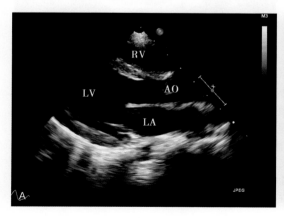
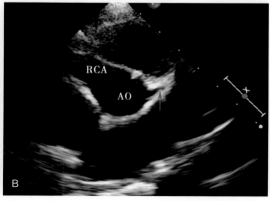

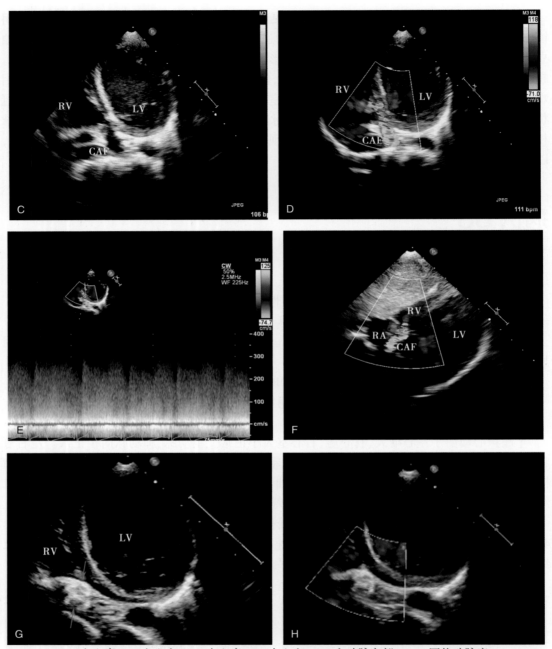

LA. 左心房；LV. 左心室；RA. 右心房；RV. 右心室；AO. 主动脉窦部；CAF. 冠状动脉瘘。

图 88-1　患儿超声心动图表现

A. 左心室长轴切面显示右冠状动脉增宽；B. 大动脉短轴切面显示左右冠状动脉分别起源于主动脉左右冠窦，左冠状动脉起始段内径正常；右冠状动脉起始端呈瘤样扩张；C. 非标准切面显示右冠状动脉走行迂曲，于后室间沟近三尖瓣环处破入右心室（左）；D. 彩色多普勒显示后室间沟近三尖瓣环处右冠状动脉瘘口分流（右）；E. 连续多普勒显示瘘口处双期高速湍流；F. 剑突下四腔心切面显示后室间沟近三尖瓣环处探及右冠状动脉瘘口分流；G. 右冠状动脉 - 右心室瘘介入封堵术后复查超声心动图显示，右冠状动脉 - 右心室瘘口处封堵伞位置稳定；H. 彩色多普勒显示右冠状动脉 - 右心室瘘口处分流消失。

【超声诊断】先天性心脏病；右冠状动脉 - 右心室瘘。

【超声诊断依据】二维超声显示右冠状动脉起源于右冠窦，起始端呈瘤样扩张、迂曲走行，于后室间沟近三尖瓣环处破入右心室；彩色多普勒显示于后室间沟近三尖瓣环处探及右冠状动脉瘘口分流，且连续多普勒显示瘘口处为双期高速分流频谱，收缩期峰值流速410cm/s，峰值压差 69mmHg，舒张期峰值流速 247cm/s，峰值压差 24mmHg。

【推荐】择期行右冠状动脉 - 右心室瘘介入封堵术。见图 88-2。

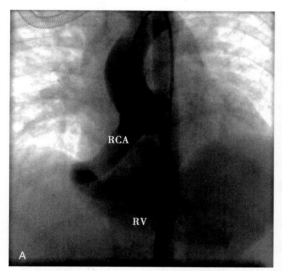
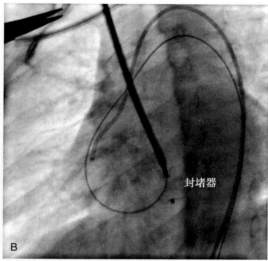
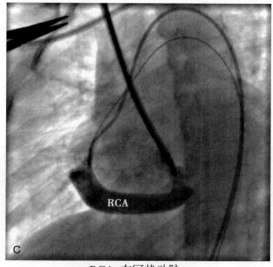

RCA. 右冠状动脉。

图 88-2　患儿冠状动脉造影表现

A. 冠状动脉造影显示右冠状动脉明显增宽，迂曲走行，瘘入右心室；B. 右冠状动脉 - 右心室瘘介入封堵，释放封堵伞；C. 右冠状动脉 - 右心室瘘介入封堵术后冠状动脉造影显示瘘口处分流消失。

【病理】无。

【点评】患儿发现心脏杂音 3 余年，无明显临床症状，心脏超声提示左心增大，右冠状动脉起始端呈瘤样扩张,于后室间沟近三尖瓣环处破入右心室,瘘口处为双期高速分流。冠状动脉瘘血管走行复杂多变,应从起源处的冠状动脉开始,不断改变探头角度和方向,追踪扫查冠状动脉的走行直至瘘口。诊断右冠状动脉 - 右心室瘘明确,考虑择期手术。

病例 89

【病史】患者,女,14 岁。咳嗽、咳痰 5 月余。

【体格检查】身高 152cm,体重 36kg,脉搏 104 次 /min,血压 106/42mmHg,上肢 SpO₂98%。

【实验室检查】血常规:红细胞计数 3.79×10^{12}/L,Hb 104g/L,白细胞计数 11.22×10^9/L,中性粒细胞百分比 86.4%,淋巴细胞百分比 10.8%,血小板计数 216×10^9/L;生化:ALT 104IU/L,AST 88IU/L,谷氨酰转肽酶 158IU/L。

【心电图】窦性心律,正常心电图。

【X 线】左下肺野、右中肺野见片状及条索影,多为感染。心影轻度增大。左胸膜增厚,左胸腔少量积液。

【心血管 CT】左冠状动脉窦扩张,左冠状动脉主干明显增粗,左主干与右心房间见迂曲增粗血管影,直径 0.8~1.5cm。右冠状动脉通畅。

【超声心动图】各房室大小正常。主、肺动脉内径正常。各瓣膜形态、结构及启闭未见明显异常。左冠状动脉起始位置未见异常,前降支内径约 3mm,回旋支起始内径约 9mm,自左冠状动脉主干发出后,折回起始处,走行迂曲,于右心房后下方汇入右心房,瘘口内径 14mm。房室间隔连续。室间隔与左心室后壁厚度及搏动幅度正常。心包腔未见积液。主动脉弓降部未见异常。

多普勒检测:左冠状动脉 - 右心房间探及双期分流。三尖瓣少 - 中量反流。见图 89-1。

【超声诊断】左冠状动脉 - 右心房瘘。

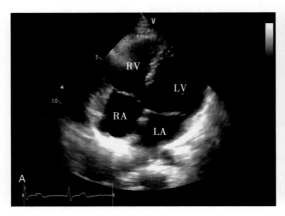
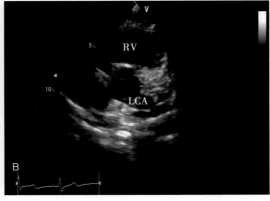

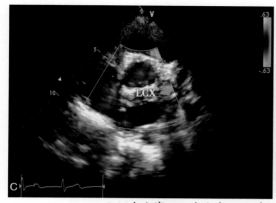
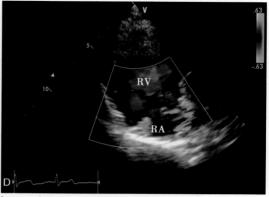

LA. 左心房；LV. 左心室；RA. 右心房；RV. 右心室；LCX. 左回旋支。

图 89-1　患儿超声心动图表现

A. 胸骨旁四腔心切面显示各房室大小正常；B. 非标准大动脉短轴切面显示左冠状动脉起始位置正常，开口处内径增宽；C. 非标准大动脉短轴切面彩色多普勒显示左冠状动脉 - 右心房间探及双期分流；D. 右心两腔心切面显示三尖瓣少 - 中量反流。

【超声诊断依据】二维超声显示左冠状动脉起始位置未见异常，前降支内径约 3mm，回旋支起始内径约 9mm，自左冠状动脉主干发出后，折回起始处，走行迂曲，于右心房后下方汇入右心房，瘘口内径 14mm；彩色多普勒显示左冠状动脉 - 右心房间探及双期分流。

【推荐】左冠状动脉 - 右心房瘘修补术。

【点评】患儿由于咳嗽、咳痰就诊，常规心脏超声检查于左冠状动脉 - 右心房间探及双期分流，结合心血管 CT 诊断左冠状动脉 - 右心房瘘明确，患儿反复肺部感染，可能与分流有关，建议择期手术。

病例 90

【病史】患儿，男，14 岁。近 1 个月出现黑矇、晕倒、意识丧失 2 次。头颅 MRI 示颅内无明显异常。MR 血管造影示右侧大脑前动脉 A1 段纤细。

【体格检查】身高 162cm，体重 41kg，脉搏 88 次 /min，血压 111/74mmHg，上肢 SpO_2 98%。

【实验室检查】无异常。

【心电图】无。

【X 线】双侧肺野清晰，透光度正常；双肺纹理走行、分布正常；肺门大小、位置未见异常。纵隔未见移位及增宽。心影形态、大小未见异常。双膈光整，肋膈角锐利。

【心血管 CT】左右冠状动脉开口未见异常。右冠状动脉明显增粗,与冠状静脉窦相交通。心脏明显增大,肺动脉干增宽。见图 90-1。

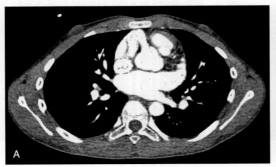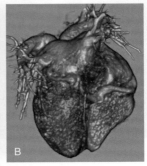

图 90-1　患儿 CT 表现

A. 右冠状动脉明显增粗;B. 三维重建显示右冠状动脉明显增粗,与冠状静脉窦相交通。

【超声心动图】双心室偏大,双心房大小正常。主动脉、肺动脉内径正常。左右冠状动脉分别起源于主动脉左右冠窦,左冠状动脉起始段未见异常;右冠状动脉增宽,起始段内径约 10mm,沿右心室前壁表面迂曲走行至心底部房室沟内,于近冠状静脉窦口处瘘入,瘘口内径约为 6mm。冠状静脉窦开口于右心房,开口内径约为 8mm。房室间隔连续。室间隔及左心室后壁厚度及搏动幅度正常。左心室室壁整体运动协调。各瓣膜形态及结构未见异常。

多普勒检测:冠状动脉瘘口探及双期分流,收缩期峰值流速 420cm/s,峰值压差 69mmHg。心房、心室水平及大血管水平未见确切分流。各瓣膜口两侧未见异常血流信号。见图 90-2。

【超声诊断】右冠状动脉 - 冠状静脉窦瘘。

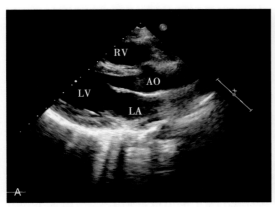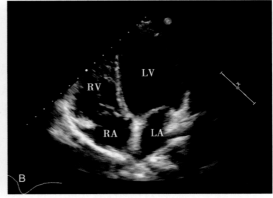

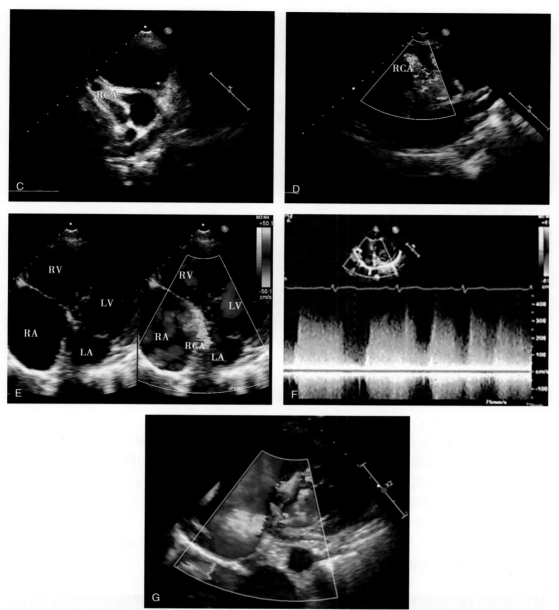

LA. 左心房；LV. 左心室；RA. 右心房；RV. 右心室；AO. 主动脉窦部；RCA. 右冠状动脉。

图 90-2　患儿超声心动图表现

A. 胸骨旁左心室长轴切面显示双心室偏大；B. 心尖四腔心切面显示双心室偏大、双心房大小正常；C. 非标准大动脉短轴切面显示右冠状动脉增宽；D. 非标准大动脉短轴切面彩色多普勒显示右冠状动脉内径增宽，管腔内探及湍流；E. 非标准四腔心切面对比显示右冠状动脉迂曲走行瘘入冠状静脉窦，瘘入口处血流加速，冠状静脉窦 - 右心房开口处内径增宽；F. 频谱多普勒显示冠状动脉瘘口探及双期分流，收缩期峰值流速 420cm/s，峰值压差 69mmHg；G. 非标准四腔心切面彩色多普勒显示右冠状动脉 - 冠状静脉窦瘘修补术后瘘口处分流消失。

【超声诊断依据】二维超声显示双心室偏大，左右冠状动脉分别起源于主动脉左右冠窦，右冠状动脉增宽沿右心室前壁表面迂曲走行至心底部房室沟内，于近冠状静脉窦口处瘘入,瘘口内径约为 6mm。冠状静脉窦开口于右心房,开口内径约为 8mm。多普勒显示冠状动脉瘘口探及双期分流,收缩期峰值流速 420cm/s,峰值压差 69mmHg。

【推荐】右冠状动脉 - 冠状静脉窦瘘修补术。

【病理】无。

【点评】患儿黑矇、晕倒、意识丧失 2 次,心脏 CT 及超声心动图均显示右冠状动脉内径增宽,沿右心室前壁表面迂曲走行至心底部房室沟内,于冠状静脉窦近右心房开口处瘘入,冠状静脉窦开口于右心房。诊断右冠状动脉 - 冠状静脉窦瘘明确,考虑患儿临床症状可能与冠状动脉窃血有关,考虑限期手术。

病例 91

【病史】患儿,男,3 岁 5 月龄。发现心脏杂音 9 月余。

【体格检查】身高 92cm,体重 15.5kg,脉搏 118 次 /min,血压 112/55mmHg,上肢 SpO$_2$ 98%。

【实验室检查】无特殊。

【心电图】无。

【X 线】双肺纹理增多、模糊,肺内未见斑片及结节影。心脏轻度增大。

【心血管 CT】左冠状动脉走行迂曲,管腔明显扩张,最大径约为 1.9cm,其远端终止于左心室后下方并与左心室相通。

【超声心动图】左心室显著增大,左心房稍大,右心大小正常。肺动脉内径正常,主动脉窦部增宽。右冠状动脉起始段内径正常,约为 2mm;左冠状动脉起始段呈瘤样扩张,内径约为 18mm,沿左心房、左心室沟迂曲走行,于近二尖瓣后瓣环处破入左心室,瘘口约为 9mm。房室间隔连续。室间隔及左心室后壁厚度及搏动幅度正常。各瓣膜形态及结构未见异常。左心室心尖部网状肌小梁稍增多。主动脉弓降部发育正常。

多普勒检测:于左心房、左心室沟近二尖瓣后瓣环处探及左冠状动脉瘘口舒张期分流,峰值流速 270cm/s,峰值压差 29mmHg。二尖瓣、主动脉瓣微量反流。见图 91-1。

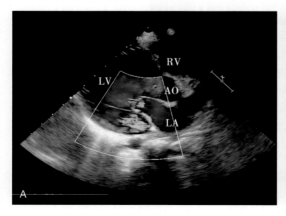
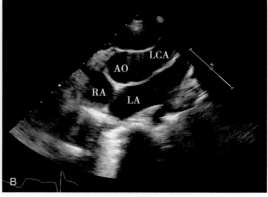

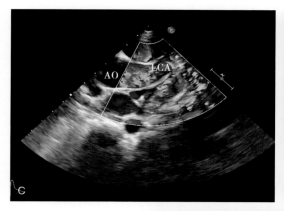
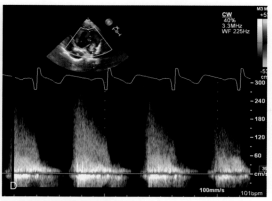
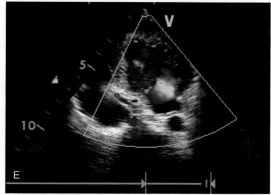

LA. 左心房；LV. 左心室；RA. 右心房；RV. 右心室；AO. 主动脉窦部；LCA. 左冠状动脉。

图 91-1　患儿超声心动图表现

A. 胸骨旁左心室长轴切面彩色多普勒显示左心房、左心室沟近二尖瓣后瓣环处探及左冠状动脉瘘口分流；B. 非标准大动脉短轴切面显示左冠状动脉起始段呈瘤样扩张，内径约为 18mm，沿左心房、左心室沟迂曲走行；C. 非标准大动脉短轴切面彩色多普勒显示左冠状动脉起始段呈瘤样扩张，于近二尖瓣后瓣环处破入左心室，于左心房、左心室沟近二尖瓣后瓣环处探及左冠状动脉瘘口分流；D. 频谱多普勒显示瘘口处舒张期分流，峰值流速 270cm/s，峰值压差 29mmHg；E. 多普勒显示左冠状动脉 - 左心室瘘缝合术后，瘘口处分流消失。

【超声诊断】先天性心脏病；左冠状动脉 - 左心室瘘。

【超声诊断依据】二维超声显示主动脉窦部增宽，右冠状动脉起始段内径正常；左冠状动脉起始段呈瘤样扩张，内径约为 18mm，沿左心房、左心室沟迂曲走行，于近二尖瓣后瓣环处破入左心室，瘘口约为 9mm。多普勒显示，于左心房、左心室沟近二尖瓣后瓣环处探及左冠状动脉瘘口分流，峰值流速 270cm/s，峰值压差 29mmHg。

【推荐】左冠状动脉 - 左心室瘘缝合术。

【病理】无。

【点评】患儿由于心脏杂音就诊，心脏超声显示左冠状动脉起始段呈瘤样扩张，沿左心房、左心室沟迂曲走行，于近二尖瓣后瓣环处破入左心室，于左心房、左心室沟近二尖瓣后瓣环处探及左冠状动脉瘘口分流，结合心血管 CT 诊断左冠状动脉 - 左心室瘘明确，由于患儿左心室明显增大，有手术指征，建议限期手术。

病例 92

【病史】患者，男，10 个月 4 日龄。发现心脏杂音 9 月余。患儿经常"感冒"，咳嗽，咳痰，哭闹多动。

【体格检查】身长 76cm，体重 8.5kg，脉搏 115 次/min，血压 95/53mmHg，上肢 SpO_2 98%。

【实验室检查】无。

【心电图】无。

【X 线】双肺未见明显异常。

【心血管 CT】左冠状动脉主干明显扩张。左心房增大，左心耳明显增大，左冠状动脉主干与左心耳间见血管连接。

【超声心动图】左心增大，左心耳巨大。右心房、右心室大小正常。主动脉窦部稍宽，肺动脉内径正常。左冠状动脉内径增宽，起始端内径约 11mm，沿左心房、左心室沟迂曲走行且逐渐变细，远端内径约 7mm，近左心耳处管腔末端见一瘘口约 4mm，瘘入一较大囊腔（增大左心耳）。右冠状动脉内径正常。室间隔与左心室后壁厚度及搏动幅度正常。各瓣膜结构未见异常。房室间隔连续。心包少量积液。

多普勒检测：左冠状动脉瘘口处探及连续性分流。二尖瓣微量反流。见图 92-1。

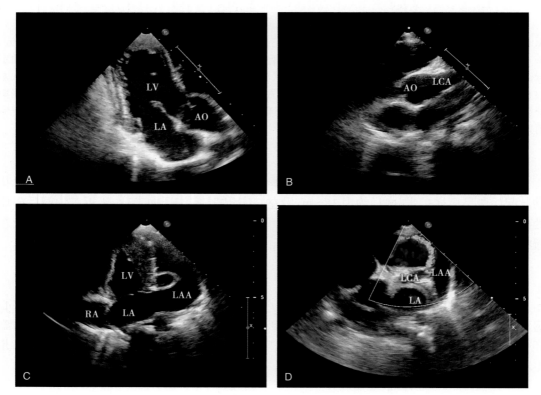

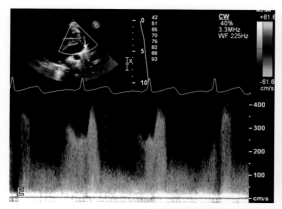
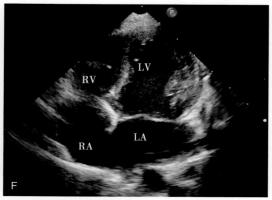
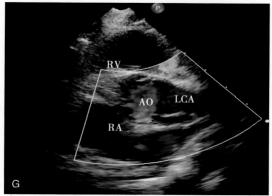

LA. 左心房;LV. 左心室;RA. 右心房;AO. 主动脉窦部;LAA. 左心耳;LCA. 左冠状动脉。

图 92-1　患儿超声心动图表现

A. 心尖左心室长轴切面显示左心增大;B. 非标准大动脉短轴切面显示左冠状动脉内径增宽;C. 非标准切面显示左心房及左心耳增大;D. 非标准切面显示管腔末端见一瘘口(约 4mm),瘘入一较大囊腔(增大的左心耳);E. 频谱多普勒显示左冠状动脉 - 左心耳瘘口处探及连续性分流;F. 四腔心切面显示左心房折叠减容术后左心房较术前减小;G. 彩色多普勒显示冠状动脉瘘结扎术后,左冠状动脉 - 左心耳瘘口处分流消失。

【超声诊断】先天性心脏病;左冠状动脉 - 左心耳瘘;巨大左心耳。

【超声诊断依据】二维超声显示左心增大,左心耳巨大。追踪扫查冠状动脉,显示左冠状动脉内径增宽,沿左心房、左心室沟迂曲走行且逐渐变细,近左心耳处管腔末端见一瘘口(约 4mm),瘘入巨大左心耳。右冠状动脉内径正常。多普勒检测显示左冠状动脉 - 左心耳瘘口处连续性分流,峰值流速 400cm/s,峰值压差 64mmHg。

【推荐】冠状动脉瘘结扎术,左心房折叠减容术。

【病理】无。

【点评】患儿反复出现"感冒"症状,心脏超声显示左心增大,左冠状动脉增宽,沿左心房、左心室沟迂曲走行,瘘入巨大左心耳;结合心血管 CT,诊断左冠状动脉 - 左心耳瘘明确。患儿左心房及左心耳明显增大,建议限期手术。

病例 93

【病史】患儿,男,5月龄。出生后曾在喂奶后出现发绀、抽搐。

【体格检查】身长 58cm,体重 6.4kg,脉搏 135 次 /min,血压 85/45mmHg,上肢 SpO$_2$ 100%。

【实验室检查】血常规:Hb 119g/L,余无明显异常。

【心电图】窦性心律,心率 123 次 /min,QRS 波时限 68ms,余无异常。

【X 线】双肺纹理重。主动脉结模糊。心影饱满。心胸比例 0.5。

【心血管 CT】双主动脉弓畸形,主动脉弓部完全血管环,气管、食管受压。

【超声心动图】各房室腔内径在正常范围。室间隔及左心室室壁厚度正常,运动幅度正常。房间隔卵圆孔分离 3mm,室间隔延续完整。各瓣膜结构、功能未见明显异常。大动脉关系正常。升主动脉近横弓处分别发出左右主动脉弓:左主动脉弓内径约 6mm,向左侧发出左颈总动脉及锁骨下动脉;右主动脉弓内径约 6mm,向右侧发出右颈总动脉及锁骨下动脉。双侧主动脉弓向后融合延续为降主动脉。心包腔未见异常。

多普勒检查:心房水平少量左向右分流。见图 93-1。

【超声诊断】先天性心脏病;双主动脉弓(均衡型);卵圆孔未闭。

【超声诊断依据】在胸骨上窝切面二维超声及彩色多普勒超声可探及左右主动脉弓形成完整的血管环,环绕气管和食管。左右主动脉弓分别发出各自方向的颈总动脉和锁骨下动脉。双主动脉弓最常见的是右弓优势型,约占 80%,左弓优势型和双弓均衡型分别占 10%。双主动脉弓中较细的弓远端有时会发生节段性闭锁,使超声图像难以显示完整的血管环,此时需要结合患儿产前诊断的结果及病史进行判断。

【推荐】双主动脉弓矫治术。

【病理】无。

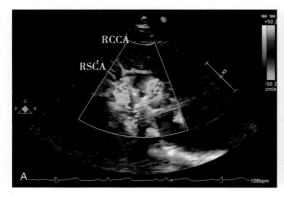
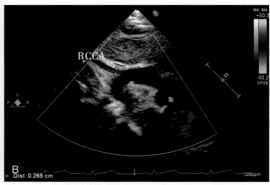

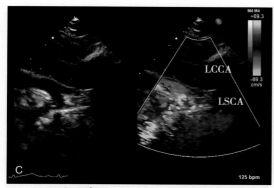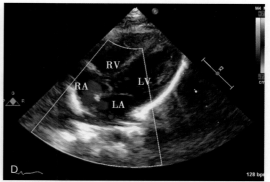

LA. 左心房；LV. 左心室；RA. 右心房；RV. 右心室；RCCA. 右颈总动脉；RSCA. 右锁骨下动脉；
LCCA. 左颈总动脉；LSCA. 左锁骨下动脉。

图 93-1　患儿超声心动图表现

A. 胸骨上窝斜横切面显示升主动脉近横弓处分别发出左右主动脉弓，形成血管环包绕食管、气管，左右主动脉弓内径相同，右主动脉弓向右发出右颈总动脉及右锁骨下动脉；B. 右颈总动脉近段内径约 2.7mm；C. 左主动脉弓向左分别发出左颈总动脉及左锁骨下动脉；D. 斜四腔心切面彩色多普勒显示房间隔中部红色斜行过隔血流。

【点评】双主动脉弓的解剖结构并不复杂，但需要熟练掌握操作手法，在患儿配合和声窗允许的情况下尽量显示完整血管环的切面。双主动脉弓因为对气管和食管造成了紧密压迫，均具有手术指征。双主动脉弓矫治术通常是将两弓中较细的一侧后方与降主动脉连接的部位离断，因此超声探查时需要描述清楚优势主动脉弓和较细主动脉弓的内径，以及是否合并缩窄、闭锁、憩室等情况，方便作出手术决策。

病例 94

【病史】患儿，男，9 月龄。出生后发现心脏杂音。

【体格检查】身长 73cm，体重 8.8kg，脉搏 125 次 /min，血压 89/42mmHg，上肢 SpO$_2$ 97%。

【实验室检查】血常规：Hb 114g/L，余无明显异常。

【心电图】窦性心律，心率 84 次 /min，QRS 波时限 72ms，左心室高电压。

【X 线】双肺纹理偏重。主动脉结观察不清。左心室圆隆。心胸比例 0.55。

【心血管 CT】无。

【超声心动图】左心房、左心室内径明显增大，右心房、右心室腔内径正常。室间隔及左心室室壁厚度正常，运动幅度正常。右心室室壁增厚，右心室流出道通畅。房间隔延续完整。室间隔膜周部回声中断 8mm。二尖瓣环增大，前后叶对合错位。余瓣膜结构、功能未见明显异常。大动脉关系正常。降主动脉峡部与肺动脉间探及导管，肺动脉侧内径约 7mm，主动脉侧内径约 8mm，长约 10mm。肺动脉增宽。左位主动脉弓，右锁骨下动脉起自降主动脉。心包腔未见异常。

多普勒检查：动脉水平左向右连续性分流，分流峰值流速 231cm/s。心室水平双向分流。三尖瓣少量高速反流，肺动脉瓣少 - 中量反流，估测肺动脉平均压超过 67mmHg。二尖瓣少量反流。见图 94-1。

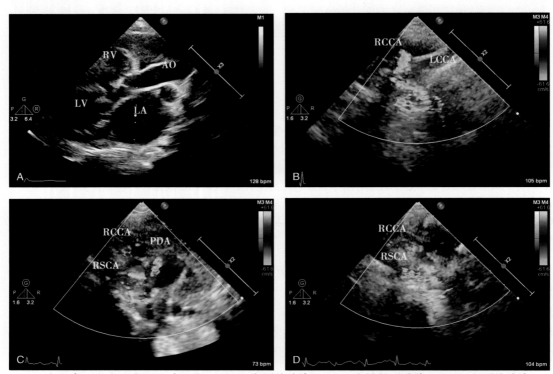

LA. 左心房；LV. 左心室；RV. 右心室；RCCA. 右颈总动脉；RSCA. 右锁骨下动脉；LCCA. 左颈总动脉；
PDA. 动脉导管未闭。

图 94-1　患儿超声心动图表现

A. 胸骨旁左心室长轴切面显示膜周部室间隔缺损；B. 胸骨上窝冠状切面显示左位主动脉弓，其上分支血管分别为右颈总动脉及左颈总动脉；C. 非标准切面彩色多普勒显示主动脉弓向右发出右颈总动脉，右锁骨下动脉起自降主动脉，降主动脉左前方发出较粗大的左位动脉导管与肺动脉相连；D. 右颈总动脉长轴切面显示其起始段，并向远端延伸，无法显示头臂动脉分叉，在其下方可显示右锁骨下动脉近心段起自降主动脉，因为气管声影遮挡右锁骨下动脉中间段难以显示。

【超声诊断】先天性心脏病；室间隔缺损（膜周部）；动脉导管未闭；肺动脉高压；左位主动脉弓，迷走右锁骨下动脉。

【超声诊断依据】胸骨上窝切面二维超声及彩色多普勒超声首先显示主动脉弓走向，探头指向左肩显示出完整主动脉弓长轴，提示左位主动脉弓。然后转动探头依次显示主动脉弓上血管走行，沿第一支向右走行的血管显示其长轴观察是否有右锁骨下动脉发出，如果未找到血管分叉则需要警惕迷走右锁骨下动脉的可能。在患儿配合和声窗允许的情况下，右颈总动脉下方可探及一条起自降主动脉且与颈总动脉平行走行的红色血流，远心端可延续为腋动脉，则迷走右锁骨下动脉诊断明确。

【推荐】室间隔缺损修补、动脉导管结扎术时可行右锁骨下动脉搭桥术，也可以不进行外科处理。

【病理】无。

【点评】迷走右锁骨下动脉是很常见的主动脉弓畸形，在人群中发生率约为0.5%，属于部分型血管环，并未对气管、食管形成紧密压迫，大部分情况下不会产生压迫症状。15%~30%的迷走右锁骨下动脉可能合并Kommerell憩室，即右锁骨下动脉近心端的膨大，可能会对前方的气管、食管造成不同程度的挤压。单纯的迷走右锁骨下动脉无症状患者没有手术指征。如果需要进行其他心脏大血管畸形的外科矫治，也可以同时将右锁骨下动脉近心端离断，与右侧颈总动脉搭桥连接。受声窗限制，超声对迷走右锁骨下动脉的检出率并不是很高，需要在熟练扫查的基础上细心检查，对于有相关吞咽困难主诉的患者，应更加仔细地扫查。

病例 95

【病史】患儿，男，7月龄。发现心脏占位性病变1周。

【体格检查】身长64cm，体重7.4kg，脉搏136次/min，血压92/60mmHg，上肢SpO$_2$98%。

【实验室检查】血常规：中性粒细胞百分比13.6%，中性粒细胞绝对值1.05×10^9/L，淋巴细胞百分比75.8%，淋巴细胞绝对值5.84×10^9/L，Hb 113g/L，血细胞比容32.9%，血小板计数372×10^9/L，血小板压积0.37%，余无异常。

【心电图】窦性心律，完全性右束支传导阻滞，心率136次/min，QRS波时限128ms，QT/QTc 314/511ms，余无异常。

【X线】心胸比例0.56，余无异常。

【心血管CT】右心室室壁实性占位病变，占据右心室腔大部分，考虑合并梗阻，病变性质考虑为良性富血供病变，左主支气管受压略变窄。

【超声心动图】右心室扩大，被异常占位充填，有效容积明显减小。余各房室内径正常。右心室内探及巨大团块样回声，与右心室室壁心肌组织间无明显分隔，其宽基底附着于右心室游离壁，最大上下径53mm，左右径51mm，前后径约28mm，与心腔间包膜完整，轮廓清晰，团块内部回声欠均匀，内可见较多裂隙样低至无回声团块，该团块凸向心室腔致右心室流入道及流出道弥漫性狭窄。房间隔卵圆孔处回声分离2mm，室间隔延续完整。各瓣膜形态、结构及启闭未见明显改变。大动脉关系、内径正常。心包腔无积液。

多普勒检查：团块内部未见血流信号。心室流出道流速轻度加快，峰值流速230cm/s，峰值压差22mmHg。心房水平微量左向右分流。见图95-1。

【超声诊断】右心室实性占位，血管瘤可能；右心室流入道及流出道梗阻；卵圆孔未闭。

【超声诊断依据】多角度多切面观察并测量，探及右心室内巨大团块样回声，与右心室室壁心肌组织间无明显分隔，有宽基底附着于右心室游离壁，与心腔间包膜完整，轮廓清晰，团块内部回声欠均匀，内可见较多裂隙样低至无回声。该团块凸向心室腔导致右心室流入道及流出道弥漫性狭窄。

【推荐】右心室肿物切除术。

【病理】血管瘤。

【点评】患儿存在心脏肿瘤,在行超声心动图检查时,首先应明确肿瘤的位置、数量,测量肿瘤的大小,还应观察其性质,包括肿瘤的轮廓、有无包膜、与心室壁的关系、肿瘤内部回声及血流情况,同时,明确肿瘤对周边其他解剖结构的影响。本例患儿肿瘤不仅巨大,而且致右心室流入道和流出道弥漫性狭窄,对血流动力学造成严重影响,应尽早手术处理。

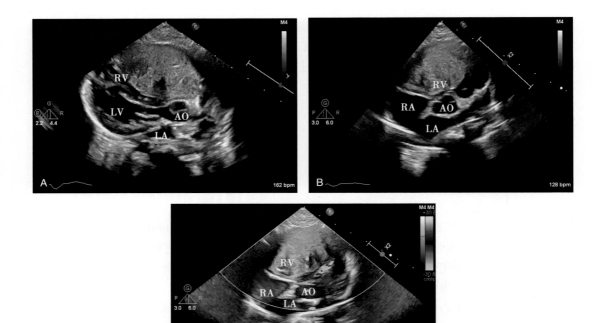

LA. 左心房;LV. 左心室;RA. 右心房;RV. 右心室;AO. 主动脉。

图 95-1　患儿超声心动图表现

A. 多角度观察探及右心室内巨大团块样回声,与右心室室壁心肌组织间无明显分隔,其宽基底附着于右心室游离壁,与心腔间包膜完整,轮廓清晰,团块内部回声欠均匀,内可见较多裂隙样低至无回声;B、C. 该团块凸向心室腔致右心室流入道及流出道弥漫性狭窄,团块内部未见血流信号(二维 + 彩色多普勒)。

病例 96

【病史】患儿,女,1 岁。发现心脏杂音 7 月余。

【体格检查】身长 72cm,体重 8kg,脉搏 121 次 /min,血压 95/55mmHg,上肢 SpO$_2$ 100%。

【实验室检查】血常规:中性粒细胞百分比 24.9%,淋巴细胞百分比 65.8%,淋巴细胞绝对值 7.13×10^9/L,红细胞计数 431×10^9/L,血小板压积 0.44%,余无异常。

【心电图】无。

【X线】双肺纹理重,心胸比例0.59,余无异常。

【心血管CT】左心室室壁占位性病变,性质待定,良性可能大,包括纤维瘤或纤维肌性可能,二尖瓣受累。

【超声心动图】左心增大,右心房、右心室内径正常。室间隔及右心室室壁厚度正常,右心室室壁运动幅度正常。于左心室侧后壁探及一36mm×25mm×35mm团块,回声均匀,与周围心肌组织边界较清晰,有包膜。余左心室室壁各节段厚度正常,运动协调,收缩幅度正常。二尖瓣后瓣环部分受此异常团块轻度挤压,后叶活动差,致前后叶对合错位,关闭不良;二尖瓣环前后径19mm,内外径18mm,前叶A2区高度14.2mm,后叶P2区高度10.3mm;余瓣膜形态、结构、启闭未见明显改变。大动脉关系、内径正常。心包腔未见明显异常。

多普勒检查:心肌占位内部未见血流信号。二尖瓣前向血流偏快,约160cm/s,收缩期大量反流,缩流颈约5.3mm,有效反流口面积0.13cm^2。见图96-1。

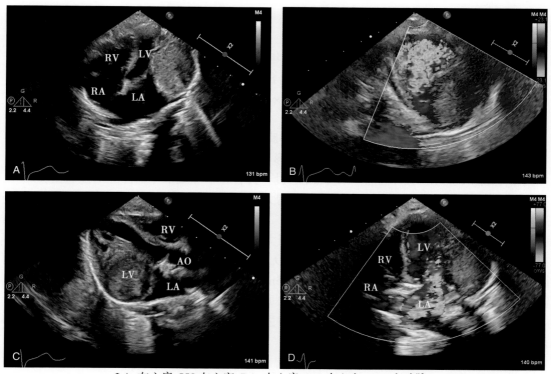

LA. 左心房;LV. 左心室;RA. 右心房;RV. 右心室;AO. 主动脉。

图96-1　患儿超声心动图表现

A. 多角度观察,于左心室侧后壁探及一36mm×25mm×35mm团块,回声均匀,与周围心肌组织边界较清晰,有包膜;B. 心肌占位内部未见血流信号;C. 二尖瓣后瓣环部分受此异常团块轻度挤压,后叶活动差,致前后叶对合错位,关闭不良;D. 二尖瓣大量反流。

【超声诊断】左心室心肌内实性占位(左心室侧后壁),纤维瘤可能;累及二尖瓣后瓣环,二尖瓣大量反流。

【超声诊断依据】多角度多切面观察并测量,于左心室侧后壁内探及团块样回声,内部回声均匀,与周围心肌组织边界较清晰,有包膜。团块内部未见血流信号。二尖瓣后瓣环部分受此异常团块挤压,后叶活动差,致前后叶对合错位,导致瓣叶关闭不良,二尖瓣大量反流。

【推荐】左心室肿物切除术 + 二尖瓣成形术。

【病理】纤维瘤。

【点评】患儿出现心脏肿瘤,在超声心动图检查时,首先应明确肿瘤的位置、数量,测量肿瘤的大小,还应观察其性质,包括肿瘤的轮廓、有无包膜、与心室壁的关系、肿瘤内部回声及血流情况,同时,明确肿瘤对周边其他解剖结构的影响。本例患儿肿瘤不仅巨大,而且影响二尖瓣环,造成二尖瓣大量反流,应尽早手术处理,但手术难度大,不仅要在切除肿瘤和保留左心室功能之间寻求最佳方案,还需同期对已经受影响的二尖瓣进行成形手术。

病例 97

【病史】患儿,男,8 岁。活动耐量下降 1 年余,发现心脏杂音 2 月余。

【体格检查】身高 139cm,体重 34kg,脉搏 86 次 /min,血压 96/50mmHg,上肢 SpO_2 98%。

【实验室检查】血常规:白细胞计数 13.03×10^9/L,淋巴细胞绝对值 6.17×10^9/L,余无异常。

【心电图】不完全性右束支传导阻滞。

【X 线】双肺纹理偏重,肺动脉段饱满,心胸比例 0.54,余无异常。

【心血管 CT】先天性心脏病;主动脉成形 + 动脉导管切断缝合术后;降落伞型二尖瓣,二尖瓣上隔膜;主动脉瓣下隔膜;双肺灌注欠均匀,右肺中叶及下叶少许陈旧性病变。

【超声心动图】右心房、右心室、左心房增大,左心室内径正常。室间隔及左心室室壁轻度增厚,运动幅度正常。房室间隔连续完整。二尖瓣环前后径 21mm,瓣上可见环形纤维隔膜紧贴瓣叶,宽 5~7mm,瓣下腱索均附着于粗大后内组乳头肌,瓣叶开放受限,瓣口偏心,瓣口面积约 $0.7cm^2$,关闭尚可。主动脉瓣三叶,无冠瓣较大,致瓣叶开放受限,关闭尚可。室间隔左心室面距主动脉瓣环约 8mm 处,另见 1.5mm 短小隔膜。三尖瓣环左右径 22mm,前叶、隔叶关闭欠佳。肺动脉瓣形态、结构及启闭未见异常。心包腔未见明显异常。

降主动脉峡部与左肺动脉间未见异常。主动脉弓降部偏细,横弓部内径约 8mm,峡部内径约 8.5mm,Z 值为 -3。

多普勒检查:动脉水平未见分流。二尖瓣前向血流速加快,平均跨瓣压差 14mmHg。主动脉瓣前向流速轻度增快,平均跨瓣压差 19mmHg。三尖瓣少量反流,估测肺动脉收缩压约 76mmHg。主动脉弓降部血流速度偏快,峰值流速 310cm/s。腹主动脉血流频谱加速时间延长。见图 97-1。

【超声诊断】先天性心脏病;阳性所见符合希恩(Shone)综合征;主动脉成形 + 动脉导管切断缝合术后;主动脉弓降部轻度狭窄;降落伞型二尖瓣,二尖瓣上隔膜,二尖瓣重度狭窄;主动脉瓣下隔膜,主动脉瓣轻度狭窄;三尖瓣少量反流;重度肺循环高压。

【超声诊断依据】右心房、右心室及左心房增大,二尖瓣上可见环形纤维隔膜紧贴瓣叶,致二尖瓣狭窄;二尖瓣下腱索均附着于粗大后内组乳头肌,呈降落伞型,瓣叶开放受限,瓣口偏心,瓣口面积减小;主动脉瓣下可见隔膜;主动脉瓣叶开放轻度受限,关闭尚可;主动脉弓降部偏细。肺动脉高压。

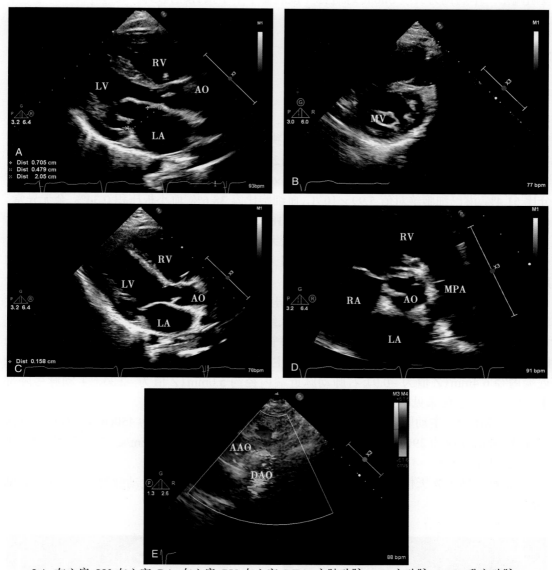

LA. 左心房；LV. 左心室；RA. 右心房；RV. 右心室；MPA. 主肺动脉；AO. 主动脉；AAO. 升主动脉；
DAO. 降主动脉。

图 97-1　患儿超声心动图表现

A. 二尖瓣上可见环形纤维隔膜紧贴瓣叶，宽 5~7mm；B. 二尖瓣瓣下腱索均附着于粗大后内组乳头肌，瓣叶
开放受限，瓣口偏心，瓣口面积减小；C. 主动脉瓣下可见隔膜；D. 主动脉瓣三叶，无冠瓣较大，致瓣叶开放受
限；E. 主动脉弓降部偏细，横弓部内径约 8mm，峡部内径约 8.5mm，Z 值为 -3。

【推荐】二尖瓣上隔膜切除术 + 二尖瓣成形术 + 主动脉瓣下隔膜切除术。

【病理】无。

【点评】Shone 综合征较罕见，经典 Shone 综合征主要包括二尖瓣上环、降落伞型二尖

瓣、主动脉瓣下狭窄和主动脉缩窄。目前其定义被扩展为多发的左心系统流入道和流出道梗阻畸形。本病例为典型 Shone 综合征。该病需手术干预,预后较好。

病例 98

【病史】患儿,男,2 岁。确诊主动脉瓣上狭窄,左右肺动脉狭窄 2 年。

【体格检查】身长 83cm,体重 9kg,脉搏 122 次 /min,血压 90/60mmHg,上肢 SpO₂ 99%。

【实验室检查】血常规:白细胞计数 9.75×10^9/L,中性粒细胞百分比 28.8%,淋巴细胞百分比 61.4%,淋巴细胞绝对值 5.99×10^9/L,血细胞比容 38.6%,血小板压积 0.34%,余无异常。

【心电图】窦性心动过速,ST 改变,心率 181 次 /min,余无异常。

【X 线】双肺纹理偏重,心胸比例 0.55,余无异常。

【心血管 CT】先天性心脏病;主动脉瓣上狭窄;左右肺动脉近端局部狭窄;警惕威廉姆斯综合征。

【超声心动图】各房室内径大致正常。房室间隔连续完整。室间隔及左心室室壁轻度增厚,运动协调,收缩幅度正常。各瓣膜形态、结构、启闭未见明显异常。主动脉瓣环内径正常,窦管交界及近主动脉弓内膜增厚僵硬,窦管交界处内径约 6.3mm(Z 值为 –4.6),升主动脉内径 11.7mm(Z 值为 –0.5),肺动脉瓣环及主肺动脉内径正常,左右肺动脉偏细,左肺动脉近端内径 6.4mm(Z 值为 –0.9),右肺动脉近端内径约 5.0mm(Z 值为 –2.3)。主动脉弓降部未见异常。心包腔未见明显异常。

多普勒检查:主动脉窦管交界及升主动脉血流加速,峰值流速约 450cm/s。右肺动脉血流加速,峰值流速约 390cm/s。左肺动脉血流稍快,峰值流速约 250cm/s。二、三尖瓣微 - 少量反流。见图 98-1。

【超声诊断】先天性心脏病;阳性所见符合威廉姆斯综合征;主动脉瓣上狭窄;左右肺动脉狭窄。

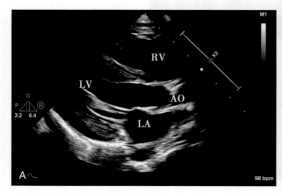
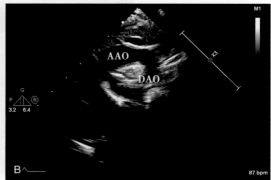

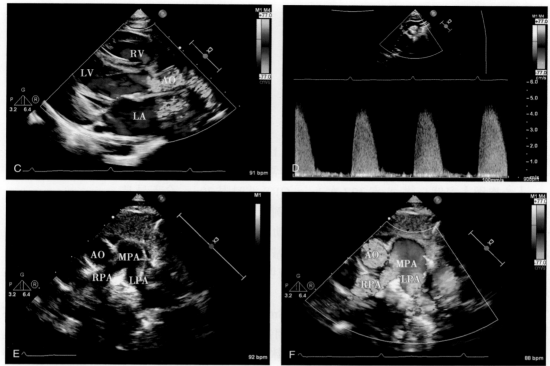

LA. 左心房；LV. 左心室；RA. 右心房；RV. 右心室；AO. 主动脉；AAO. 升主动脉；DAO. 降主动脉；MPA. 主肺
动脉；LPA. 左肺动脉；RPA. 右肺动脉。

图 98-1　患儿超声心动图表现

A~D. 胸骨旁左心室长轴切面显示各心房、心室内径大致正常，左心室室壁轻度增厚；主动脉瓣上自窦管交
界处向上至主动脉近弓内膜增厚，窦管交界处管腔狭窄（二维）；主动脉瓣上窦管交界处血流加速（彩色多普
勒）；测量狭窄处前向峰值流速约 450cm/s（连续多普勒）；E、F. 大动脉脉短轴切面显示肺动脉瓣环及主肺动
脉内径正常，左右肺动脉偏细（二维），左右肺动脉血流加速（彩色多普勒）。

　　【超声诊断依据】二维超声显示主动脉瓣上自窦管交界处向上至主动脉弓内膜增厚，窦
管交界处管腔狭窄。彩色多普勒主动脉瓣上窦管交界处血流加速，连续多普勒测量流速增
快，约 450cm/s。分支肺动脉内径细，前向流速增快，以右肺动脉病变为著。

　　【推荐】主动脉瓣上狭窄矫治术＋升主动脉成形术＋主动脉弓成形术＋右肺动脉成
形术。

　　【病理】无。

　　【点评】对于此病，除明确主动脉瓣上狭窄位置、狭窄累及范围、狭窄程度外，还应观察
主动脉内膜增厚累及的范围及主动脉弓发育情况。同时，需明确分支肺动脉的发育情况。
另外，超声需仔细观察冠状动脉，包括起源、走行及开口处管腔内径有无异常。威廉姆斯综
合征患儿多有面部特征、牙齿和肌肉骨骼症状及智力和行为的异常，且多有基因异常，应进
行基因检测。

病例 99

【病史】患儿,女,5 日龄。出生后青紫。

【体格检查】身长 48cm,体重 2.9kg,脉搏 135 次 /min,血压 80/40mmHg,上肢 SpO$_2$ 75%。

【实验室检查】血常规:Hb 95g/L,余无异常。

【心电图】窦性心律,心率 137 次 /min,QRS 波时限 70ms,余无异常。

【X 线】双肺血少,右心房增大。心胸比例 0.50。

【心血管 CT】主动脉严重发育不良,主动脉弓发育略细。左心室发育不良,二尖瓣、主动脉瓣闭锁。动脉导管开放。肺动脉发育正常。

【超声心动图】左心室发育不良,心室腔明显减小,大小 15mm×9mm(上下径 × 左右径)。左心房增大,右心房、右心室内径正常。心室壁运动幅度良好。房间隔卵圆孔开放。室间隔完整。二尖瓣发育不良,瓣环内径 8.8mm,Z 值为 –5.8。瓣叶开放幅度减小,闭合不良。三尖瓣形态正常,闭合欠佳。主动脉瓣闭锁。升主动脉根部发育明显细,内径仅 2mm。远端主动脉弓发育较好,主肺动脉与降主动脉间动脉导管未闭,内径 3mm。腔静脉及肺静脉连接正常。

多普勒超声:卵圆孔左向右快速分流。二尖瓣前向血流量减少,中量反流。动脉导管右向左为主低速分流。三尖瓣少量反流。见图 99-1。

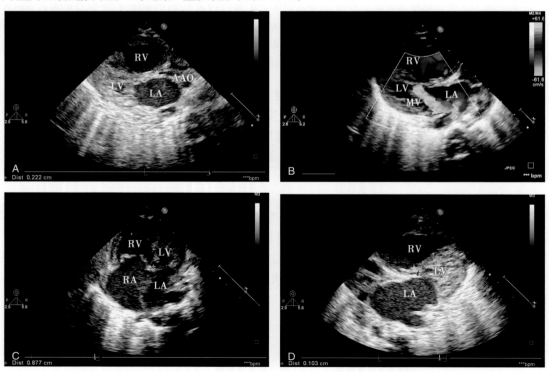

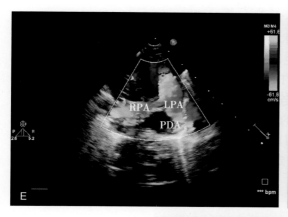
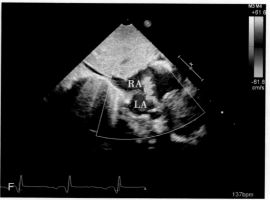

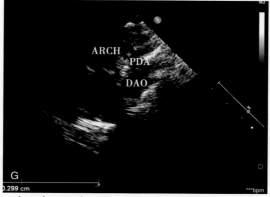

LA. 左心房；LV. 左心室；RA. 右心房；RV. 右心室；AAO. 升主动脉；MV. 二尖瓣；PDA. 动脉导管未闭；LPA. 左肺动脉；RPA. 右肺动脉；ARCH. 主动脉弓；DAO. 降主动脉。

图 99-1　患儿超声心动图表现

A. 胸骨旁长轴切面显示左心房增大，左心室明显减小，二尖瓣发育小，主动脉瓣闭锁（星号处），升主动脉明显变细，内径 2.2mm；B. 胸骨旁长轴切面显示二尖瓣中量反流；C. 心尖四腔心切面显示左心室及二尖瓣明显发育不良，二尖瓣环内径仅 8.8mm；D. 心尖五腔心切面显示主动脉根部接近闭锁，内径仅 2mm；E. 大动脉短轴切面显示左肺动脉开口处动脉导管右向左分流；F. 剑突下双心房切面显示卵圆孔左向右分流；G. 胸骨上窝切面显示主动脉弓发育较好，动脉导管内径 3mm。

【超声诊断】先天性心脏病；左心系统发育不良综合征（hypoplastic left heart syndrome，HLHS）；二尖瓣重度狭窄，中量反流；主动脉瓣闭锁，升主动脉发育不良；卵圆孔未闭；动脉导管未闭；三尖瓣少量反流；重度肺动脉高压。

【诊断依据】HLHS 的诊断必须同时存在以下畸形：二尖瓣重度狭窄或闭锁；主动脉瓣重度狭窄或闭锁；左心室发育不良。由于主动脉瓣闭锁，升主动脉通常发育不良，但主动脉弓可由于有动脉导管逆行灌注，可以发育正常。HLHS 患儿出生后若要存活，必须依赖卵圆孔开放，使左心房血可以分流入右心房，缓解肺静脉压力。动脉导管开放，使肺动脉血可以逆行灌注主动脉弓及降主动脉，保持体循环灌注。该病例二尖瓣重度狭窄 + 主动脉瓣闭锁 + 左心室发育不良，满足 HLHS 的解剖诊断；同时卵圆孔开放，左心房向右心房快速分流，动脉导管开放，肺动脉血流逆行灌注主动脉弓及降主动脉，符合典型的 HLHS。

【推荐】Norwood 一期手术。

【点评】HLHS 是属于右心室型功能单心室。左心系统的二尖瓣、主动脉瓣及左心室均严重发育不良,无法承担左心室的功能。手术治疗主要分三期进行。一期将主动脉与主肺动脉打通,利用主肺动脉作为升主动脉连接主动脉弓及降主动脉。将房间隔打开,变为解剖右心室型单心室。左右肺动脉环缩,通过 B-T 管道灌注双肺。二期将 B-T 闭合,进行腔静脉 - 肺动脉分流术。三期完成全腔 - 肺动脉连接术,彻底完成单心室 Fontan 手术。由于历经三次手术,最后获得的是右心室型单心室的预后结局,患儿生活质量不高,且三次手术风险较高,成功率较低,患儿家长难以接受。目前国内成功完成三期手术的患儿罕见。中华医学会心胸外科分会将 HLHS 产前危险分级定为最高的Ⅳ级,确定为谨慎出生的先天性心脏病。

病例 100

【病史】患儿,男,1 月龄。出生后青紫。

【体格检查】身长 51cm,体重 3.8kg,脉搏 135 次 /min,血压 85/40mmHg,上肢 SpO_2 75%。

【实验室检查】血常规:Hb 115g/L,余无异常。

【心电图】窦性心律,心率 138 次 /min,QRS 波时限 73ms,右束支传导阻滞,余无异常。

【X 线】双肺血少,右心房增大。心胸比例 0.55。

【心血管 CT】右心室发育小,三尖瓣闭锁,肺动脉闭锁。无主肺动脉,左右肺动脉发育细,有融合部。左肺动脉内径 3.3mm,右肺动脉内径 3.5mm。动脉导管开放,内径 3.8mm。冠状动脉正常。

【超声心动图】左心房、左心室内径正常。右心房正常,右心室发育不良。右心室腔大小 5.5mm×6.5mm(上下径 × 左右径),室壁明显肥厚。三尖瓣闭锁。肺动脉瓣闭锁,右心室流出的远端为盲端。肺动脉瓣及主肺动脉根部闭锁。左右肺动脉融合,发育较好。二尖瓣及主动脉瓣发育正常。主动脉弓降部发育正常。降主动脉峡部与主肺动脉间动脉导管未闭,内径 4.0mm。冠状动脉位置正常。未发现右心室与冠状动脉间瘘口形成。

多普勒超声:卵圆孔右向左分流。肺动脉无前向血流。动脉导管左向右分流。见图 100-1。

【超声诊断】先天性心脏病;右心系统发育不良综合征(hypoplastic right heart syndrome,HRHS);三尖瓣闭锁,肺动脉闭锁(Ⅱ型);卵圆孔未闭;动脉导管未闭;冠状动脉位置及近端正常。

【超声诊断依据】HRHS 是指三尖瓣、肺动脉瓣、右心室均明显严重发育不良。诊断 HRHS 必须满足以下三点:三尖瓣重度狭窄或闭锁;肺动脉瓣重度狭窄或闭锁;右心室发育不良。主肺动脉及左右肺动脉可以发育细,也可以接近正常。患儿存活必须依赖动脉导管开放或体肺侧支开放,使部分主动脉血流入肺动脉,参加氧交换。卵圆孔开放,使右心房血流分流至左心房,缓解右心房压。该患儿符合以上解剖特点。

【推荐】B-T 分流术 + 动脉导管闭合术。

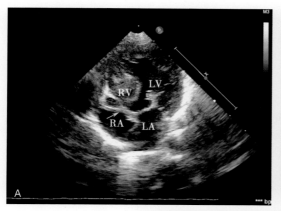
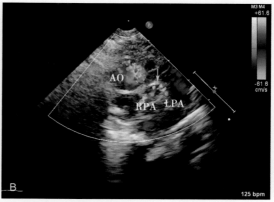
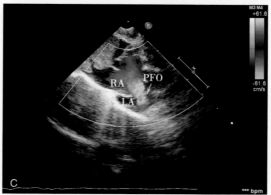

LA. 左心房；LV. 左心室；RA. 右心房；RV. 右心室；AO. 主动脉；PFO. 卵圆孔未闭；
LPA. 左肺动脉；RPA. 右肺动脉。

图 100-1　患儿超声心动图表现

A. 心尖四腔心切面显示右心室明显发育不良，右心室腔几乎闭塞，三尖瓣闭锁（箭头）；B. 大动脉短轴切面显示主肺动脉闭锁，远端左右肺动脉融合（箭头所示），动脉导管分流经左肺动脉开口处进入右肺动脉；C. 剑突下双心房切面显示卵圆孔较大分离，大量右向左分流。

【点评】HRHS 属于功能单心室。由于右心室、三尖瓣及肺动脉瓣均发育不良，整个右心室无功能，属于左心室型单心室。相对 HLHS，HRHS 由于保留了解剖左心室，其预后要优于 HLHS。手术主要是分步完成 Fontan 手术。本病例刚满 1 月龄，还不适合进行腔静脉 - 肺动脉分流术。所以选择 B-T 分流取代动脉导管，保证稳定的分流血流入双肺。待 4~6 月龄可以完成腔静脉 - 肺动脉分流术，1 岁左右完成全腔静脉 - 肺动脉连接术，实现左心室型单心室的矫治。

缩略词	英文全称	中文全称
AAO	ascending aorta	升主动脉
ALT	alanine aminotransferase	谷丙转氨酶
AO	aorta	主动脉
APSD	aortopulmonary septal defect	主肺动脉间隔缺损
APTT	activated partial thromboplastin time	活化部分凝血活酶时间
APW	aortopulmonary window	主肺动脉窗
ARCH	aorta arch	主动脉弓
ARV	atrial right ventricular	房化右心室
ASD	atrial septal defect	房间隔缺损
AST	aspartate aminotransferase	谷草转氨酶
AV	aortic valve	主动脉瓣
ccTGA	congenitally corrected transposition of the great arteries	先天性矫正型大动脉转位
CS	coronary sinus	冠状静脉窦
CTA	CT angiograph	CT 血管造影
DAO	decent aorta	腹主动脉 / 降主动脉
DORV	double outlet of right ventricle	右心室双出口
FRV	functional right ventricular	功能右心室
HLHS	hypoplastic left heart syndrome	左心系统发育不良综合征
IAA	interrupted aortic arch	主动脉弓离断
InA	innominate artery	无名动脉
IVC	inferior vena cava	下腔静脉
LA	left atrial	左心房
LAA	left atrial appendage	左心耳
LAD	anterior descending branch	前降支

缩略词	英文全称	中文全称
LCA	left coronary artery	左冠状动脉
LCCA	left common carotid artery	左颈总动脉
LPA	left pulmonary artery	左肺动脉
LSCA	left subclavian artery	左锁骨下动脉
LIPV	left inferior pulmonary vein	左下肺静脉
LSVC	left superior vena cava	左上腔静脉
LSPV	left superior pulmonary vein	左上肺静脉
LV	left ventricular	左心室
LVEF	left ventricular ejection fraction	左心室射血分数
LVFS	left ventricular short axis shortening rate	左心室短轴缩短率
mLV	morphologial left ventricular	解剖左心室
MPA	main pulmonary atresia	主肺动脉
MR	mitral regurgitation	二尖瓣反流
mRV	morphologial right ventricular	解剖右心室
MV	mitral valve	二尖瓣
NT-proBNP	amino-terminal pro-B-type natriuretic peptide	N 末端 B 型利钠肽前体
PA	pulmonary atresia	肺动脉
PDA	patent ductus arteriosus	动脉导管未闭
PFO	patent forament ovale	卵圆孔未闭
PT	prothrombin time	凝血酶原时间
RA	right atrial	右心房
RCA	right coronary artery	右冠状动脉
RCCA	right common carotid artery	右颈总动脉
RPA	right pulmonary artery	右肺动脉
RSCA	right subclavian artery	右锁骨下动脉
RIPV	right inferior pulmonary vein	右下肺静脉
RSVC	right superior vena cava	右上腔静脉
RSPV	right superior pulmonary vein	右上肺静脉
RV	right ventricular	右心室
RVOT	right ventricular outflow tract	右心室流出道
SP	spine	脊柱
ST	stomach bubble	胃泡

缩略词	英文全称	中文全称
SVC	superior vena cava	上腔静脉
TV	tricuspid valve	三尖瓣
VSD	ventricular septal defect	室间隔缺损
VV	vertical vein	垂直静脉

诊断名称	病例序号	页码
Ⅰ型共同动脉干	病例 66	124
Ⅰ型右心室双出口	病例 74	141
Ⅱ型共同动脉干	病例 65	122
Ⅱ型右心室双出口	病例 75	143
Ⅱ型主肺动脉间隔缺损（Berry 综合征）	病例 19	34
Ⅲ型右心室双出口	病例 76	144
Ⅲ型主肺动脉间隔缺损	病例 18	32
Ⅳ型右心室双出口	病例 77	146
Ⅴ型右心室双出口	病例 78	147
Ⅵ型右心室双出口	病例 79	149
Ⅶ型右心室双出口	病例 80	150
Ⅷ型右心室双出口	病例 81	152
A 型三尖瓣下移畸形	病例 30	55
A 型主动脉弓离断	病例 62	115
B 型三尖瓣下移畸形	病例 31	56
B 型主动脉弓离断	病例 63	118
C 型三尖瓣下移畸形	病例 32	58
C 型主动脉弓离断	病例 64	120
D 型三尖瓣下移畸形	病例 33	60
部分型心内膜垫缺损	病例 10	16
窗型动脉导管未闭	病例 17	30
单心室	病例 82	153
二尖瓣反流,Barlow 综合征	病例 53	99
二尖瓣反流,二尖瓣腱索分化不良	病例 52,病例 55	97,103
二尖瓣反流,二尖瓣前叶裂	病例 54	101
二尖瓣上环	病例 50	94